轻轻松松学
中药方

褚四红/主编

中医古籍出版社
Publishing House of Ancient Chinese Medical Books

图书在版编目（CIP）数据

轻轻松松学中药方 / 褚四红主编. -- 北京：中医
古籍出版社, 2021.4
ISBN 978-7-5152-2257-8

Ⅰ.①轻… Ⅱ.①褚… Ⅲ.①方剂学 Ⅳ.①R289

中国版本图书馆CIP数据核字(2021)第043521号

轻轻松松学中药方

主编　褚四红

策划编辑　姚强
责任编辑　李炎
封面设计　李荣
出版发行　中医古籍出版社
社　　址　北京东直门内南小街 16 号（100700）
电　　话　010-64089446（总编室）010-64002949（发行部）
网　　址　www.zhongyiguji.com.cn
印　　刷　天津海德伟业印务有限公司
开　　本　880mm×1230mm　1/16
印　　张　16
字　　数　230 千字
版　　次　2021 年 4 月第 1 版　2021 年 4 月第 1 次印刷
书　　号　ISBN 978-7-5152-2257-8
定　　价　59.00 元

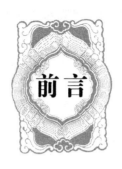

前　言

中华医药博大精深，不但历史上名医辈出，在民间也大量流传着珍贵的偏方、秘方。例如一棵葱、一头蒜就可治病，一杯白开水就能止住打嗝……这些中药方、偏方、秘方简便易行，疗效显著，甚至很多中药方不花分文就能治好疑难杂症，以至于西医拍案称奇。这些中药方一直为人们所推崇和苦苦探寻，它不仅是众多医家心血的结晶，更是造福广大人民的巨大财富。有人说中医药是国粹，更有人认为民间偏方、秘方是"国宝"。作为一个中国人，一定要将我们祖先留下的"国宝"保护好，将中国传统医药发扬光大，造福人类，济世救人。

为了更好地服务于广大人民，我们精心策划编纂了本书，可以说本书是一本雅俗共赏、医生病人咸宜的中医学基础著作。本书立足于使读者掌握中医学的"辨证论治"思想和以"方证相应"为依据开中药方的方法，在介绍如何学开中药方的同时，由浅入深，通俗易懂地糅合了中医学的生理、病理、诊法、辨证、中药、方剂、治法、内科、温病等多种学科的主要内容。同时，书中收录的中药方取材方便、经济实用、疗效可靠，有些有显效，甚至是特效，这些中药方的作用及其临床应用内容，反映了现代的研究成果和较新进展，比较具体而切合实际，易于掌握和取得效果。本书非常适合广大群众，尤其是医疗条件不便和经济相对落后的农村及偏远山区群众应用，同时也可供方药专兼职人员研究参考。

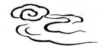

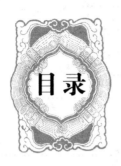

目录

上篇　基础篇

下篇　应用篇

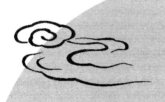

上 篇
基础篇

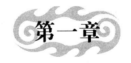

第一章

中药学的制胜法宝

中药材的采集

中药的采收季节、时间、方法和贮藏等与其品质好坏有着很大的关系，所以，采药要根据不同的药用部分（如植物的根、茎、叶、花、果实、种子或全草有一定的生长成熟时期，动物有一定的捕捉与加工时期），有计划地进行采制和贮藏，这样才能得到产量较高和品质较好的药材，以保证药材的供应和疗效。一般植物类的药材采收原则如下。

①全草、茎枝及叶类药材大多在夏秋季节植株充分成长、茎叶茂盛或开花时期采集。

②根和根茎类药材一般在秋季植物地上部分开始枯萎或早春植物抽苗时采集。

③花类药材多在花未开放的花蕾时期或刚开时采集，以免香味失散、花瓣散落，影响药材质量。

④果实类药材除少数用未成熟果实如青皮等外，一般应在果实成熟时采集。

⑤种子通常在完全成熟后采集。

⑥根皮类药材通常在春夏间剥取。

动物类药材的采收原则一般是：潜藏在地下的小动物，在夏秋季捕捉，如蚯蚓、蟋蟀；大型动物虽然四季都可捕捉，但一般在秋冬季猎取，不过鹿茸必须在雄鹿幼角未角化时采收。

中药的性味

药物的性味指药物的药性和滋味，其中的"性"又称为"气"。性和味的作用，既有区别又相互联系。

五味，即辛、甘、酸、苦、咸五种不同的滋味。在五味以外，还有淡味、涩味。

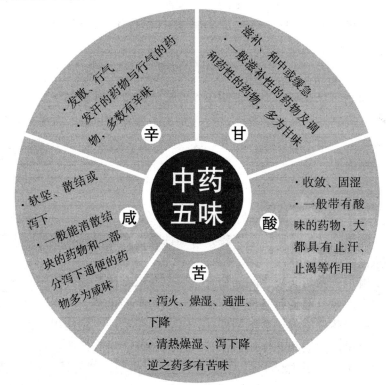

四气，即寒、热、温、凉四种药性。寒凉和温热是对立的两种药性，寒和凉之间、热和温之间，是程度上的不同，也就是说药性相同，但在程度上有差别，温次于热、凉次于寒。

熟悉了各种药物的药性，就可以根据"疗寒以热药、疗热以寒药"和"热者寒之、寒者热之"的治疗原则针对病情适当应用了。寒凉药大多具有清热、泻火、解毒等作用，常用来治疗热性病证；温热药大多具有温中、助阳、散寒等作用，常用来治疗寒性病证。

此外，还有一些药物的药性较为平和，称为"平"性。由于平性药没有寒凉药或温热药的作用显著，所以实际上虽有寒、热、温、凉、平五气，但一般仍称为"四气"。

气和味的关系

每一种药物既具有一定的气，又具有一定的味。由于气有气的作用，味有味的作用，故此必须将气和味的作用综合起来看待。

中药的炮制

炮制，又称炮炙，是指药物在应用或制成各种剂型之前，根据医疗、调制、制剂的需要而进行必要加工处理的过程。常见的炮制方法有洗、漂、泡、渍、水飞、煅、炒、炮、煨、炙、烘、焙、蒸、煮、淬等。

中药的配伍

配伍，就是按照病情需要和药物性能，有选择地将两种以上的药物合在一起应用。

由于药物与药物之间会相互作用，所以有些药物会因协同作用而增进疗效，但也有些药物却可能相互对抗而抵消、削弱原有的功效；有些药物因为相互配用而减轻或消除了毒性或副作用，但是有些药物反而因为相互作用而使其作用减弱或产生副作用。对于这些情况，古人将其总结归纳为七种情况，叫作药性"七情"，内容如下：

① **单行**　单用一味药来治疗疾病。如独参汤，单用一味人参大补元气、治疗虚脱等。

② **相须**　功用相类似的药物，配合应用后可以起到协同作用，可以加强药物的疗效。

③ **相使**　用一种药物作为主药，配合其他药物来提高主药的功效。如胃火引起的牙痛，可以用石膏清胃火，再配合牛膝引火下行，促使胃火牙痛更快地消除。

④ **相畏** 一种药物的毒性或其他有害作用能被另一种药材抑制或消除。如生半夏有毒性，可以用生姜来消除它的毒性。

⑤ **相杀** 一种药材能消除另一种药物的毒副作用。如防风能杀砒霜毒、绿豆能减轻巴豆毒性等。

⑥ **相恶** 两种药物配合应用以后，一种药物可以减弱另一种药物的药效。如人参能大补元气，配合莱菔子（白萝卜籽）同用，就会减弱人参的补气作用等，所以民间多流传人参不能和白萝卜同吃。

⑦ **相反** 两种药物配合应用后，可能发生剧烈的副作用。

以上"七情"，除了单行以外，其他都是配伍时需要注意的。

中药的用法

中药的服用方法，分为外用和内服两种。

①外用：一般用于外科、伤科、针灸科，以及眼耳口腔等疾病，常用灸法、敷药法、洗浴法、吹喉法、点眼法、温熨法、坐药法等。

②内服：有汤、丸、散、膏、露、酒等剂型。汤剂的应用最为广泛，这里限于篇幅也仅介绍汤剂的应用。

（1）煎药法

用水 以清净而无杂质的河水、井水以及自来水为宜。入煎以前最好先用冷水将药物淹没并略高一些，浸泡半小时后再煎。

火候 火候需要根据药物性质而定。如气味芳香、容易挥发的花叶类药物，一般须武火急煎，煮一二沸即可服用，否则煎煮过久，可能丧失药效；如滋腻质重、不易出汁的根或根茎类药物，一般须文火久煎，否则没有煮透，徒然浪费药材。

煎煮时间 煎药时间一般在15～20分钟。但是对于一些矿石贝壳类药物，如石膏、珍珠母、生牡蛎等不易出汁的，就需要先用水煎15～20分钟，然后再加其他药物同煎，开处方时要注明"先煎"或"先入"。另外，还有一些含挥发油的芳香药物，如砂仁、豆蔻等久煎容易丧失药效的，应该在其他药物将要煎好时，再放入煎一二沸，开处方时要注明"后下"或"后入"。

此外，有些粉末或小粒的种子类药物，应该"包煎"，即用布包起来煎煮，以免烧焦或使药汁混浊；有些药物需要"另煎"或"另烊"，如人参、阿胶等，然后再冲入煎好的药汁中饮服；有些药物不必煎煮，如芒硝等，只需将药冲入溶化后即可服用。

（2）服药法

服药量　一般每天1剂；病情严重的，如急性病发高热等，可以考虑每天服2剂；慢性疾病，也可1剂分2天服用，或隔1天服1剂。每剂药物一般煎2次，有些补药也可以煎3次。每次煎成药汁150～200毫升，可以分头煎、二煎分服，也可将两次煎的药汁混合后分2～3次服用。

服药时间　一般每天服药2次，上午1次，下午1次；或下午1次，临睡前1次，在饭后2小时左右服用较好。但也有人认为病在上焦的宜饭后服，病在下焦的宜饭前服。驱虫药最好在清晨空腹时服用。治疗急性病症的药随时可服，不必拘泥于规定时间。

服药冷热　一般应在药液温而不凉时饮服。但对于寒性病症则需要热服，对于热性病症则需要冷服；真热假寒的病症，用寒性药物而宜于温服，真寒假热的病症，用温热药而宜于冷服。

以上只是通行的方法，具体使用时必须根据病情灵活处理。

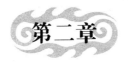

第二章

中药的功效及性能

解表药

能疏肌解表、促使发汗，用以发散表邪、解除表证的药物，称为解表药。解表药根据其性能，又分为发散风寒药、发散风热药两类。

① 发散风寒药

常用的发散风寒药有麻黄、桂枝、荆芥、防风、羌活、紫苏叶、白芷、香薷、生姜、葱白等。发散风寒药性味辛温，走表，主入肺、膀胱经，主治风寒表证。

桂枝 味辛、甘，性温，入心、肺、膀胱经，常用量 3 ~ 10 克。

功　效	作用原理	性　能	
辛甘温煦	助卫实表，发汗解肌	风寒感冒	麻黄汤（表实无汗）
			桂枝汤（表虚有汗）
辛散温通	温通经脉，散寒止痛	寒凝血滞诸痛	枳实薤白桂枝汤（胸痹心痛）
			小建中汤（脘腹冷痛）
			温经汤（血寒经闭）
甘补温阳	温脾阳、肾阳以助水运	痰饮水肿	苓桂术甘汤（脾阳虚型痰湿）
			五苓散（肾虚水肿）

麻黄 味辛、微苦，性温，入肺、膀胱经，常用量 2 ~ 10 克。

功　效	作用原理	性　能	
辛温发散	宣肺气，发汗解表	风寒感冒	麻黄汤
辛散苦泄温通宣畅	宣肺平喘	胸闷咳喘	三拗汤（咳喘实证）
			小青龙汤（寒痰停饮）
			麻杏石甘汤（肺热壅盛）
辛温，入肺、膀胱经	宣肺气，通调水道	水肿	甘草麻黄汤、越婢加术汤

防风 味辛、甘，性微温，入膀胱、肝、脾经，常用量 5 ~ 10 克。

功　效	作用原理	性　能	
辛温发散	祛风解表	感冒头痛	荆防败毒散（风寒表证）
			羌活胜湿汤（外感风湿）
			玉屏风散（卫气不足，邪入伤正）
			风热表证配薄荷、蝉蜕、连翘等
	祛风散寒，胜湿止痛	风湿痹痛	蠲痹汤（风寒湿痹）
			郁而化热者，与地龙、薏苡仁、乌梢蛇等同用
	祛风止痒	风疹瘙痒	消风散（风寒型）
			湿热者与土茯苓、白鲜皮、赤小豆同用

紫苏叶 味辛，性温，入肺、脾经，常用量 5 ~ 10 克。

功　效	作用原理	性　能	
辛散温化	发汗解表，兼能化痰止咳	风寒感冒咳嗽呕恶	香苏叶（风寒气滞）
			杏苏散（风寒咳嗽痰多）
味辛能行	宽中除胀，和胃止呕，兼能安胎	脾胃气滞偏寒者，与砂仁、丁香同用	
		偏热者，与黄连、芦根同用	
		妊娠气逆胎动，与砂仁、陈皮同用	
		鱼蟹毒而致腹痛吐血者，单品煎服，或与生姜、陈皮、藿香同用	

羌活 味辛、苦，性温，入膀胱、肾经，3～10克。

功　效	作用原理	性　能	
辛温发散	解表散寒，祛风胜湿，止痛	风寒感冒头痛项强	九味羌活汤（外感风寒夹湿）
			羌活胜湿汤（风湿在表）
辛散祛风	祛风湿，止痛	风湿痹痛肩背酸痛	蠲痹汤（上半身风寒湿痹、肩背酸痛）
			羌活芎藁汤（风寒、风湿头痛）

② 发散风热药

发散风热药性味多辛凉，发汗作用较为缓和，适用于外感风热初起、发热恶寒等热象比较突出的表证。

柴胡 味辛、苦，性微寒，入肝、胆、肺经，3～10克。

功　效	作用原理	性　能	
辛散苦泄微寒退热	祛邪解表退热	感冒发热寒热往来	正柴胡饮（风寒感冒，恶寒发热）
			柴葛解肌汤（寒入纯热，恶寒轻，身热增）
			小柴胡汤（寒热往来，口苦咽干）
辛行苦泄	条达肝气疏肝解郁	肝郁气滞胸胁胀痛月经不调	柴胡疏肝散（气郁胁痛、情志抑郁、月经失调）
			逍遥散（肝郁血虚、乳房胀痛、月经不调）
辛散升发	升举阳气	气虚下陷子宫脱垂脱肛	补中益气汤（脾虚气陷）

薄荷　味辛，性凉，入肺、肝经，常用量 3 ~ 10 克；后下。

功　　效	作用原理	性　　能	
味辛性凉	辛以发散，凉以清热	风热感冒风温初起	银翘散
清扬升浮芳香通窍	疏散上焦风热	头痛眩晕目赤多泪口舌生疮	上清散（头痛眩晕）
			六味汤（咽喉肿痛）
			目赤多泪，常与菊花、桑叶、蔓荆子同用
质轻宣散	疏风散热，透疹止痒	麻疹不透风疹瘙痒	竹叶柳蒡汤（麻疹不透）
			风疹瘙痒，常与荆芥、防风、僵蚕同用
质轻入肝	疏肝行气	肝郁气滞胸胁胀闷	逍遥散（肝郁型月经不调）
			薄荷汤（暑湿呕吐）

升麻　味微甘、辛，性微寒，入肺、脾、大肠、胃经，常用量 3 ~ 10 克。

功　　效	作用原理	性　　能	
辛甘微寒	发表退热	风热感冒发热头痛	常与桑叶、菊花、薄荷同用清震汤
寒以清热	清热解毒	齿痛、口疮咽喉肿痛阳毒发斑	清胃散
			普济消毒饮
			常与生石膏、大青叶、紫草等同用
入脾胃经	引脾胃清气上升	气虚脱肛子宫脱垂崩漏下血	补中益气汤
			升陷汤
			举元煎

菊花 味苦、甘，性微寒，入肺、肝经，常用量 5 ~ 10 克。

功　　效	作用原理	性　　　能	
味苦疏散	疏散肺经风热	风热感冒风温初起	桑菊饮
性寒入肝经	清肝热平肝阳	肝阳上亢头晕目眩	羚角钩藤汤
苦泄入肝经	疏散肝经风热，泻肝明目	目赤肿痛眼目昏花	杞菊地黄丸
味苦性微寒	清热解毒	疮痈肿痛	甘菊汤（较野菊花少用）

桑叶 味苦、甘，性寒，入肺、肝经，常用量 5 ~ 10 克。

功　　效	作用原理	性　　　能	
甘寒质轻	疏散风热	风热感冒风温初起	桑菊饮
性味苦寒	清泻肺热	肺热咳嗽燥热咳嗽	桑杏汤（轻症）
			清燥救肺汤（重症）
苦寒，兼入肝经	平降肝阳	肝阳上亢头晕头痛	常与菊花、石决明、白芍同用
苦寒甘润	疏风泻热，益阴明目	目赤昏花涩痛、多泪	扶桑至宝丹（肝肾精血不足）肝热头昏，与菊花、石决明、夏枯草等同用
			肝火目赤，常与菊花、蝉蜕、夏枯草同用

（注：疏散退热宜生用，疏肝解郁宜醋炙，升举阳气宜生用或酒炙。）

清热药

以清解里热为主要作用的药物，称为清热药，可分为清热泻火药、清热燥湿药、清热解毒药、清热凉血药、清虚热药。

① 清热泻火药

清热泻火药能清解气分实热，适用于高热烦渴、神昏、脉洪实有力、苔黄或燥等里热炽盛的症候。常用的有石膏、芦根、夏枯草、决明子、栀子等。

对于体质虚弱者使用本类药物时，当考虑照顾正气，勿令攻伐太过，必要时可与扶正药物配伍应用。

石膏 味辛、甘，性大寒，入肺、胃经，常用量15～60克，先煎。

功　　效	作用原理	性　　能	
味辛、甘性大寒	清热泻火，除烦止渴	外感热病高热烦渴	白虎汤（壮热，烦渴，汗出）
			竹叶石膏汤（暑热之气津两伤，心烦口渴）
辛寒入肺经	清泻肺经实热	肺热咳喘	麻杏石甘汤

栀子 味苦，性寒，入心、肺、三焦经，常用量6～10克。外用生品适量，研末调敷。

功　　效	作用原理	性　　能	
味苦性寒	清泄三焦火邪，除烦	热病心烦	栀子豉汤（热病心烦）
			黄连解毒汤（热病火毒炽盛，神昏谵语）
苦能燥湿寒能清热	清利下焦肝胆湿热	湿热黄疸	茵陈蒿汤
苦寒降泄	清肝胆火	目赤肿痛	常与黄连、龙胆、夏枯草等配伍

芦根 味甘，性寒，入肺、胃经，常用量15～30克，鲜品用量加倍，或捣汁用。

功　　效	作用原理	性　　能	
味甘性寒	清肺胃热，生津止渴	热病烦渴	五汁饮
性寒入肺经	清泻肺热，祛痰排脓	肺痈咳痰腥臭	苇茎汤
性寒入胃经	清胃热而止呕逆	胃热呕逆	芦根饮子

夏枯草 味辛、苦，性寒，入肝、胆经，常用量9～15克。

功　　效	作用原理	性　　能	
苦寒降泄入肝经	清泻肝火以明目	肝火上炎之目赤肿痛、头痛、眩晕	常与菊花、桑叶、决明子同用；头痛眩晕，可与钩藤、决明子、菊花等同用
辛散	散结消肿	乳房胀痛乳痛	常与蒲公英、浙贝母、柴胡等同用

决明子 味甘、苦、咸，性微寒，入肝、大肠经，常用量9～15克。

功　　效	作用原理	性　　能	
苦寒清泻入肝经	清肝明目	肝火上炎之目赤肿痛、羞明多泪	决明子散
微苦通泄质润滑利入大肠经	清热，润肠通便	肠燥便秘	常与火麻仁、郁李仁等同用

② 清热燥湿药

清热燥湿药性味多苦寒，苦能燥湿，寒能清热，用于湿热内蕴或湿邪化热的证候，如心烦口苦、小便短赤、泄泻、黄疸、关节肿痛、耳肿疼痛流脓等。常用的有苦参、黄芩、黄连、黄柏、龙胆等。

清热燥湿药一般不适用于津液亏耗或脾胃虚弱等证，如需使用，也应分别配伍养阴或益胃药同用。

苦参 味苦，性寒，入心、肝、胃、大肠、膀胱经，常用量4.5～9克，外用适量，煎汤洗患处。

功　效	作用原理	性　能	
苦寒较强入膀胱经	清热燥湿，兼利尿	湿热泻痢 湿热黄疸	香参丸（下痢脓血）
			苦参地黄丸（痔疮出血）
			谷疸方（湿热黄疸）
			塌痒汤（湿热带下）
味苦性寒	清热燥湿，杀虫止痒	湿疹湿疮 皮肤瘙痒 疥癣麻风	参角丸（皮肤瘙痒）
			消风散（风疹瘙痒）
			苦参汤（疥癣瘙痒）
			湿疹、湿疮，可煎水擦洗

黄芩 味苦，性寒，入肺、胆、脾、大肠、小肠经，常用量3～10克。

功　效	作用原理	性　能	
苦寒	清肺热、肝胆大肠湿热	湿温、暑湿、胸闷呕恶、黄疸	黄芩滑石汤（湿温或暑湿初起）
			半夏泻心汤（湿热中阻，呕吐）
			芍药汤（温热泻痢）
			湿热黄疸，配茵陈、栀子等
苦寒入肺经	清肺热	肺热咳嗽 高热烦渴	清金丸、清肺汤
			清气化痰丸（痰热咳喘）
			凉膈散（高热烦渴）
苦寒	清热安胎	胎动不安	当归散（胎热之胎动不安）
			安胎丸（血虚有热之胎动不安）

黄柏 味苦，性寒，入肾、膀胱经，常用量 3 ~ 12 克，外用适量。

功 效	作用原理	性 能	
苦寒沉降	清泻下焦湿热	湿热泻痢 湿热黄疸	白头翁汤（湿热泻痢）
			栀子柏皮汤（湿热黄疸尿赤）
			易黄汤（湿热带下）
			萆薢分清饮（湿热小便短赤）
苦寒 入肾经	泻火，退骨蒸	骨蒸劳热 盗汗遗精	知柏地黄丸、大补阴丸
苦寒	解毒疗疮	疮疡肿毒 湿疹湿疮	黄连解毒汤（内服）
			外用时可配大黄、黄连外搽，或与苦参、白鲜皮等配伍

③ 清热解毒药

清热解毒药能清热邪、解热毒，适用于各种热毒病症，如丹毒、斑疹、疮痈、喉痹、痢疾等。常用的有金银花、连翘、蒲公英、野菊花、大青叶、板蓝根、马齿苋等。

若热毒在血分，可与凉血药配合应用；火热炽盛，可与泻火药配合应用；夹湿者，可与燥湿药配合应用。属于阴证、寒证者，不宜使用清热解毒药。

金银花 味甘，性寒，入肺、胃、心经，常用量 6 ~ 15 克。

功 效	作用原理	性 能	
甘寒	清热解毒，消散痈肿	热毒疮痈	仙方活命饮（热毒初起）
			五味消毒饮（肿毒坚硬根深）
			清肠饮（肠痈腹痛）
甘寒质轻 芳香疏透	清热解毒，疏风散热	风热感冒 温病发热	银翘散（温病初起）
			清营汤（热入气分，壮热）
			神犀丹（热入血分，高热神昏）
			清络饮（清解暑热）

连翘　味苦，性微寒，入肺、心、小肠经，常用量 6 ~ 15 克。

功　效	作用原理	性　能	
苦寒	清热解毒，消肿散结	瘰疬痈疽乳痈	加减消毒饮（痈疽红肿未溃）
			连翘解毒汤（脓出溃烂）
			治乳痈常与蒲公英、紫花地丁、漏芦等同用
	疏散风热	风热感冒高热烦渴温病初起	银翘散（风热初起）
			清营汤（热入营分）
			神犀丹（热入血分）
			热入心包，高热烦躁、神昏，常与黄连、莲子心等同用
苦寒降泄入心经	清心利尿	湿热壅盛所致热淋涩痛	多与车前子、白茅根、竹叶等配伍

蒲公英　味苦、甘，性寒，入肝、胃经，常用量 10 ~ 15 克。

功　效	作用原理	性　能	
苦寒	清热解毒，消痈散疔	内外热毒疮痈诸症	五味消毒散
	清利湿热，利尿通淋	湿热黄疸热淋涩痛	湿热黄疸，与茵陈、栀子同用
			热淋涩痛，与白茅根、金钱草、车前子等同用

野菊花　味苦、辛，性微寒，入肝、心经，常用量 9 ~ 15 克，外用适量，煎汤外洗或制膏外涂。

功　效	作用原理	性　能	
辛散苦降	清热解毒，利咽，消肿止痛	疔疮痈肿咽喉肿痛	五味消毒散
苦寒入肝	泻火平肝	风热上攻之目赤肿痛、肝阳上亢之头痛晕眩	目赤肿痛，与金银花、夏枯草等同用
			头痛晕眩，与决明子、钩藤同用

④ 清热凉血药

清热凉血药常用于血热妄行之吐血、衄血、血热发斑疹及温热病邪入营血、热甚心烦、舌绛神昏等症。常用的有生地黄、牡丹皮、玄参、赤芍、水牛角等。

清热凉血药适用于热在血分证，若气血两燔，可配合清热泻火药同用。

生地黄　味甘，性寒，入心、肝、肾经，常用量 10～15 克，鲜地黄用至 12～30 克。

功　效	作用原理	性　　能	
甘寒入营血分	清热凉血	热入营血温毒发斑	清营汤（热入营分）
			犀角地黄汤（热入血分）
			热毒盛，发斑发疹，常与大青叶、水牛角等同用
甘寒质润	清热养阴生津	热病伤阴舌绛烦渴津伤便秘	益胃汤
			增液汤

牡丹皮　味辛、苦，性微寒，入心、肝、肾经，常用量 6～12 克。

功　效	作用原理	性　　能	
苦寒入心肝血分	清解营血分实热	热入营血之发斑、出血	犀角地黄汤（吐血、衄血）
			温毒发斑，可配栀子、大黄、黄芩等
	清透阴分伏热	温邪伤阴阴虚发热	青蒿鳖甲汤（夜热早凉、退热无汗）
			阴虚内热，无汗骨蒸，常与生地黄、麦冬等同用
	清热凉血，消瘀散痛	痈肿疮毒	可配大黄、白芷、甘草等
辛行苦泄	活血祛瘀	血滞之经闭、痛经，跌扑伤痛	桂枝茯苓丸（血滞经闭、痛经）
			跌扑伤痛，可与红花、乳香、没药等同用

⑤ 清虚热药

清虚热药主要用于治疗阴虚内热证。常用的有地骨皮、青蒿、白薇、银柴胡等。

地骨皮 味甘，性寒，入肺、肝、肾经，常用量 9～15 克。

功　效	作用原理	性　能	
甘寒清润入肝肾经	清虚热，除骨蒸	阴虚潮热骨蒸盗汗	常与知母、鳖甲等配伍
		内热消渴	常与天花粉、生地黄、麦冬等同用
性寒入肺经	清泄肺热	肺火郁结所致咳嗽、气喘	泻白散
甘寒入血分	清热凉血止血	血热妄行之吐血、衄血、尿血等，可与小蓟、侧柏叶、白茅根等配伍	

青蒿 味辛、苦，性寒，入肝、胆经，常用量 6～12 克，后下。

功　效	作用原理	性　能	
苦寒清热辛香透散	清透阴分伏热，除骨蒸	温邪伤阴低热不退	青蒿鳖甲汤
		阴虚发热骨蒸劳热	清骨散
辛香发散	外解暑热	外感暑热发热烦渴	清凉涤暑汤
苦寒入肝、胆经	除湿热，退黄疸	湿热黄疸	常与茵陈、大黄、栀子等同用

泻下药

能攻积、逐水，引起腹泻，或具润肠通便作用的药物，称为泻下药，可分为润下药、攻下药、竣下逐水药。竣下逐水药药性剧烈，多有毒，应慎用，比如甘遂、巴豆、京大戟、芫花，尤应注意用量。

① 润下药

　　本类药物多为植物种子，富含油脂，味甘质润，能润滑大肠，促使排便而不致竣泄，适用于年老津枯、产后血虚、热病伤津及失血等所致的肠燥便秘。常用的有火麻仁、郁李仁、松子仁等。

　　火麻仁　味甘，性平，入脾、胃、大肠经，常用量 10 ~ 15 克。

功　　效	作用原理	性　　能	
甘平，质润多脂	润肠通便	血虚津亏肠燥便秘	单品和米煮粥，或与杏仁、郁李仁、紫苏子等同用

② 攻下药

　　本类药大多苦寒沉降，主入胃、大肠经，既有较强的攻下通便作用，又有清热泻火之效，主要用于大便秘结、燥屎坚结及实热积滞之症。常用的有大黄、芒硝、番泻叶、芦荟等。应用时常辅以行气药，以加强泻下及消除胀满的作用。若治冷积便秘者，须配用温里药。

　　大黄　味苦，性寒，入脾、胃、大肠、心包、肝经；常用量 3 ~ 15 克，用于泻下不宜久煎。外用适量，研末敷患处。

功　　效	作用原理	性　　能	
苦寒泻下	涤荡肠胃，清热泻火	实热积滞便秘	大承气汤（实热便秘）
			温脾汤（脾阳不足，冷积便秘）
			增液承气汤（热结津伤）
			黄龙汤（里实热结而气血不足）
苦寒入心包、肝经	凉血解毒，逐瘀通经	产后瘀阻瘀血经闭跌打损伤痈肿疔疮肠痈腹痛	下瘀血汤（产后恶露不净）
			核桃承气汤（瘀血经闭）
			复元活血汤（跌打损伤）
苦寒燥湿	泻下通便，疏导湿热	湿热痢疾黄疸尿赤淋证	湿热痢疾，与黄连、木香等同用
			茵陈蒿汤（黄疸尿赤）
			八正散（湿热淋证）

祛风湿药

凡具有祛除风湿、解除痹痛功能的药物，称为祛风湿药，可分为祛风寒湿药、祛风湿热药、祛风湿强筋骨药。

① 祛风寒湿药

本类药味多辛、苦、性温，辛能行散祛风，苦能燥湿，温通祛寒，适用于风寒湿痹、肢体关节疼痛、痛有定处、遇寒加重等。

独活 味辛、苦，性微温，入肾、膀胱经，常用量 3 ～ 10 克。

功　　效	作用原理	性　　能	
辛散温通性善下行	祛风湿，止痹痛	风寒湿痹腰膝疼痛	独活寄生汤（痹证日久正虚，腰膝酸软，关节屈伸不利）
			风寒湿痹，肌肉、腰背、手足疼痛，与当归、白术、牛膝同用
辛散苦燥温通	发散风寒，湿邪而解表	风寒夹湿头痛	羌活胜湿汤

徐长卿 味辛，性温，入肝、胃经，常用量 3 ～ 12 克，后下。

功　　效	作用原理	性　　能	
辛散祛风	除风湿，通络止痛	风湿痹痛腰膝酸痛	风寒湿痹、关节疼痛者，与防己、威灵仙、木瓜配伍
			肝肾亏虚、寒湿痹阻、腰膝酸软疼痛者，与杜仲、续断、独活等同用
辛散温通	止痛作用强	寒凝腹痛	可与高良姜、延胡索配伍
		龋齿牙痛	可与细辛、花椒同用
		血瘀痛经	可与川芎、当归、香附等配伍
		跌打伤痛	可与当归、乳香、没药等同用
辛散苦燥	祛风除湿止痒	风疹湿疹	单用内服与外洗，亦可与苦参、黄柏、白鲜皮等配伍

威灵仙 味辛、咸，性温，入膀胱经，常用量 6 ~ 10 克。

功　效	作用原理	性　能	
辛散温通	祛风湿，通经止痛	风湿痹痛	威灵仙散（风邪偏盛，拘挛掣痛，游走不定）
味咸	软坚而消骨鲠	骨鲠咽喉	可单用或与砂糖、醋煎后慢慢咽下，也可与砂仁、砂糖煎服

② 祛风湿热药

本类药味多辛、苦，性寒，辛能行散，苦能降泻，寒能清热，主要用于风湿热痹、关节红肿热痛。

桑枝 味苦，性平，入肝经，常用量 9 ~ 15 克。

功　效	作用原理	性　能	
味苦燥湿，祛风而善达四肢	祛风湿，通利关节	风湿痹痛	单用煎服治风湿痹痛。痹痛偏寒者，配桂枝、威灵仙等；偏热者，配络石藤、忍冬藤等；偏气血虚者，配黄芪、当归等

秦艽 味苦、辛，性平，入胃、肝、胆经，常用量 3 ~ 10 克。

功　效	作用原理	性　能	
辛散苦泄	清热除痹	风湿痹证骨节酸痛	秦艽天麻汤（风寒湿痹）热痹，配防己、络石藤、忍冬藤
苦以降泄燥湿	清肝胆湿热而退黄	湿热黄疸	山茵陈丸
味苦质偏润	退虚热，除骨蒸	骨蒸潮热	秦艽鳖甲散

21

防己 味苦、辛，性寒，入膀胱、肺经，常用量5～10克。

功　效	作用原理		性　能
辛能行散苦寒降泄	祛风除湿止痛，清热	风湿痹痛	宣痹汤（湿热痹）
			风寒湿痹，与麻黄、威灵仙等同用
苦寒降泄	清热利水消肿	水肿脚气小便不利	防己黄芪汤（风水浮肿，身重汗出恶风）
			防己茯苓汤（水肿，小便短少）
			己椒苈黄丸（湿热腹胀水肿）
			脚气肿痛，配木瓜、牛膝等

③ 祛风湿强筋骨药

本类药主入肝肾经，除祛风湿外，兼有补肝肾、强筋骨的作用。主要用于风湿日久、肝肾虚损、腰膝酸软、脚弱无力等。

五加皮 味辛、苦，性温，入肝、肾经，常用量5～10克。

功　效	作用原理		性　能
辛散苦燥温能驱寒兼有补益之功	燥湿祛风	风湿痹病久病体虚	五加皮酒、五加皮散
	温补肝肾，强筋骨	筋骨痿软体虚乏力	常与牛膝、杜仲配伍
	利水消肿	水肿脚气肿痛	五皮散（水肿，小便不利）
			寒湿之脚气肿痛，可与木瓜、蚕沙、吴茱萸等配伍

桑寄生 味苦、甘，性平，入肝、肾经，常用量9～15克。

功　效	作用原理		性　能
苦燥甘补入肝肾	祛风湿，补肝肾，强筋骨	风湿痹痛腰膝酸软	独活寄生汤
	补肝肾，固冲任，安胎元	月经过多妊娠下血胎动不安	桑寄生散
	补肝肾以平肝降压	头晕目眩	与杜仲、牛膝等配伍

利水渗湿药

能通利水道、渗除水湿的药物称为利水渗湿药，可分为利水消肿药、利尿通淋药、利湿退黄药。

① 利水消肿药

本类药味多甘、淡，平，性微寒，淡能渗泄水湿，使小便畅利，水肿消退。用于水湿内停之水肿、小便不利，以及泄泻、痰饮等。

茯苓 味甘、淡，性平，入心、肺、脾、肾经，常用量 10 ~ 15 克。

功　　效	作用原理	性　　能	
味甘能补淡则能渗	利水消肿，驱邪扶正	水肿尿少	五苓散（水湿内停之水肿）
			真武汤（脾肾阳虚之水肿）
			猪苓汤（水热互结，阴虚水肿）
	健脾渗湿而止泻	脾虚食少便溏泄泻	参苓白术散（脾虚湿盛之泄泻）
			四君子汤（脾虚之虚弱乏力）
	补益心脾，宁心安神	心神不安惊悸失眠	归脾汤（心血不足）
			安神定志丸（心气虚）

泽泻 味甘、淡，性寒，入肾、膀胱经，常用量 6 ~ 10 克。

功　　效	作用原理	性　　能	
甘淡则能渗湿，寒则能除热	利水渗湿	胀满水肿小便不利	五苓散（小便不利，水肿）
			胃苓汤（脾虚湿蕴之泄泻）
			泽泻汤（饮停心下之头目晕眩）
	清膀胱之热，泻肾经之火	热淋涩痛遗精	热淋涩痛，常与木通、车前子同用
			六味地黄丸（肾阴虚之潮热遗精）
	利水渗湿，化浊降脂	高脂血症	与决明子、荷叶、制何首乌等同用

薏苡仁 味甘、淡，性微寒，入脾、胃、肺经，常用量 9 ~ 30 克；孕妇慎用。

功　效	作用原理	性　　能	
淡渗甘补寒则清热	利水消肿，健脾补中	小便不利水肿脚气	小便不利，与茯苓、白术、黄芪等同用
			水肿、脚气，与防己、木瓜、苍术等同用
	健脾止泻	脾虚泄泻	参苓白术散
	清肺热，排脓消痈	肺痈、肠痈	苇茎汤（肺痈）
			薏苡附子败酱散（肠痈）

玉米须 味甘、淡，性平，归膀胱、肝、胆经，常用量 15 ~ 30 克，鲜品加倍。

功　效	作用原理	性　　能	
甘淡渗泄	利水渗湿消肿	水肿小便不利	单用大剂量煎服，或与泽泻、冬瓜皮、赤小豆等同用
	利湿而退黄	黄疸	湿热阳黄，单用大剂量煎服，或与金钱草、茵陈等同用
			寒湿黄疸，与附子、干姜、茵陈蒿等同用

② 利尿通淋药

本类药多苦、寒，或甘、淡、寒，苦能降泄，寒能清热，走下焦则清利下焦湿热、利尿通淋，主要用于热淋、血淋、石淋、膏淋等。

通草 味甘、淡，性微寒，入肺、胃经，常用量 3 ~ 5 克，孕妇慎用。

功　效	作用原理	性　　能	
甘淡渗泄性寒而质轻	引热下降而利小便	湿热淋证水肿尿少	通草饮子（热淋之小便不利）
			通草散（水湿停聚之水肿尿少）
入胃经	通胃气上达而下乳汁	产后乳汁不下	通乳汤

车前子 味甘，性寒，入肝、肾、小肠、肺经，常用量 9 ~ 15 克，包煎。

功　效	作用原理	性　　能	
甘寒滑利清热	通利水道，清膀胱之热	热淋涩痛水肿胀满	八正散（热淋涩痛）
			水湿停滞之水肿，与泽泻、茯苓、猪苓等同用
			济生肾气丸（病久肾虚腰重脚肿）
	渗湿止泻	暑湿泄泻	可与猪苓、车前子、薏苡仁等同用
性寒入肺经	清肺化痰止咳	痰热咳嗽	多与瓜蒌、浙贝母、枇杷叶等同用

③ 利湿通黄药

本类药多苦寒，能清泄湿热、利胆退黄，主要用于湿热黄疸，症见目黄、身黄、小便黄等。

茵陈 味苦、辛，性微寒，入脾、胃、肝、胆经，常用量 6 ~ 15 克，外用适量，煎汤熏洗。

功　效	作用原理	性　　能	
苦泄下降燥湿微寒清热	清利脾胃肝胆之湿热	黄疸尿少	茵陈蒿汤（湿热内蕴之阳黄证）
			茵陈五苓散汤（湿热黄瘦，湿重于热）
			茵陈四逆汤（脾胃阳虚，寒湿瘀滞之阴黄证）
	清利湿热	湿疮瘙痒	单味煎汤外洗，或与黄柏、苦参等同用

金线草 味甘、咸，性微寒，入肝、胆、肾、膀胱经，常用量 15 ~ 60 克。

功　效	作用原理	性　　能	
性微寒入肝、胆经	清热利湿退黄	湿热黄疸胆胀胁痛	湿热黄疸，常与茵陈、大黄、郁金等同用
			肝胆结石、胆胀胁痛，可与茵陈、大黄、郁金等同用

化湿药

能化除湿浊、醒悦脾胃的药物，称为化湿药。常用的有广藿香、佩兰、砂仁、厚朴、豆蔻、苍术、草果等。

广藿香 味辛，性微温，入脾、胃、肺经，常用量 3～10 克。

功　效	作用原理	性　　能	
辛散温通气味芳香入脾、胃经	化湿浊	湿浊中阻之脘腹痞闷	不换金正气散
	芳香化湿，和中止呕	湿浊中阻之呕吐	藿香半夏汤
			偏热者配黄连、竹茹等，偏寒者配生姜、白豆蔻等

佩兰 味辛，性平，入脾、胃、肺经，常用量 3～10 克。

功　效	作用原理	性　　能	
辛散气味芳香	发表解暑	暑湿表证湿温初起发热倦怠胸闷不舒	常与藿香、荷叶、青蒿等同用。若湿温初起，可与滑石、薏苡仁、藿香等同用
气味芳香入胃经	芳香化湿，醒脾开胃	湿浊中阻脘痞恶呕口臭多涎	兰草汤（口臭）
			脘痞恶呕，配苍术、厚朴、白豆蔻等

砂仁 味辛，性温，入脾、胃、肾经，常用量 3～6 克，后下。

功　效	作用原理	性　　能	
辛散温通气味芳香入脾胃经	化湿醒脾开胃	湿浊中阻脘痞不饥	香砂枳术丸（脾胃气滞）
			香砂六君子汤（脾胃气虚）
	善温中暖胃而止吐止泻	脾胃虚寒之呕吐泄泻	单用研末吞服，或与干姜、制附子等同用
	行气和中而止呕安胎	妊娠呕吐	缩砂丸（妊娠呕吐）
			泰山磐石散（胎动不安）

厚朴　味苦、辛，性温，入脾、胃、肺、大肠经，常用量 3 ~ 10 克。

功　　效	作用原理	性　　能	
苦燥辛散入脾、胃、肺、大肠经	燥湿下气除胀	湿滞伤中脘痞吐泻	平胃散
	下气宽中，消积导滞	食积气胀腹胀便秘	厚朴三物汤（积滞便秘）
			大承气汤（热结便秘）
	燥湿消痰，下气平喘	痰饮咳喘	苏子降气汤（痰饮阻肺）
			厚朴麻黄汤（寒饮化热）
			桂枝汤加厚朴杏子汤（寒动宿喘）

理气药

能调理气分、舒畅气机的药物称为理气药。因善于行散气滞，故又称为行气药，作用较强者称为破气药。常用的有陈皮、枳实、木香、佛手、玫瑰花、檀香、甘松、路路通等。

陈皮　味辛、苦，性温，入脾、肺经，常用量 3 ~ 10 克。

功　　效	作用原理	性　　能	
辛香走窜温通苦燥入脾胃经	行气除胀燥湿	脘腹胀满食少呕吐	平胃散（寒湿阻滞）
			保和丸（食积气滞）
			异功散（脾虚气滞）
苦降	下气止呕	呕吐呃逆	橘皮汤（属寒者）
			橘皮竹茹汤（属热者）
苦燥温通辛散	燥湿化痰，理气宽胸	湿痰寒痰咳嗽痰多	二陈汤（湿痰咳嗽）
			苓甘五味姜辛汤（寒痰咳嗽）

玫瑰花　味甘、微苦，性温，入肝、脾经，常用量 3 ~ 6 克。

功　　效	作用原理	性　　能	
芳香行气味苦疏泄	疏肝行气，宽中和胃	肝胃气痛食少恶呕乳房肿胀	与香附、佛手、砂仁等同用
性温通行	活血止痛	跌仆肿痛	与赤芍、当归、川芎等配伍

枳实 味苦、辛、酸，性微寒，入脾、胃经，常用量 3 ~ 10 克；孕妇慎用。

功　效	作用原理	性　能	
辛行苦降 入脾胃经	破气消积导滞	积滞内停 大便不通	曲麦枳术丸（食积气滞）
			大承气汤（热结便秘）
			枳实导滞丸（湿热痢疾）
	行气化痰以消痞	痰阻气滞 胸痹 结胸	枳实薤白桂枝汤（痰浊闭阻）
			小陷胸加枳实汤（痰热结胸）
			枳实消痞丸（痞满、食欲不振）

木香 味辛、苦，性温，入脾、胃、大肠、三焦、胆经，常用量 3 ~ 6克。

功　效	作用原理	性　能	
辛行苦泄温通，芳香气烈	通理三焦，行脾胃气滞	脾胃气滞 脘腹胀痛 不思饮食	脾胃气滞，单用或与砂仁、陈皮、厚朴同用
			食滞中焦，与陈皮、半夏、枳实等同用
			木香干姜枳术丸（寒凝中焦）
			香砂枳术丸（脾虚食少）
			香砂六君子汤（脾虚气滞）
辛行苦降 入大肠经	行大肠滞气	泻痢后重	香连丸（湿热泻痢）
			木香槟榔丸（饮食积滞）
辛香能行 味苦能泄 走三焦和胆经	疏理肝胆、三焦之气	胸胁胀痛 黄疸 疝气	导气汤（寒疝腹痛）
			湿热郁蒸之胁痛、黄疸口苦，与郁金、大黄、茵陈等配伍

佛手　味辛、苦、酸，性温，入肺、脾、胃、肝经，常用量 3～10克。

功　效	作用原理	性　能
辛香走窜 味苦疏泄	疏肝解郁，行气止痛	肝胃气滞 胸胁胀痛	与柴胡、香附、郁金等同用
辛散苦降 入脾胃经	理气和中止痛	脾胃气滞 食少呕吐	与木香、香附、砂仁等同用
苦燥温通 辛香行气	燥湿化痰	痰湿咳嗽 痰多胸闷	与丝瓜络、瓜蒌皮、陈皮等同用

消食药

　　能消化食积的药物，称为消食药。本类药多味甘性平，入脾、胃经，具有消食化积、健胃和中之功。部分消食药又兼有行气、活血、祛痰等功效。常用的有六神曲、莱菔子、鸡内金、山楂、麦芽、谷芽等。

　　本类药虽多数药效缓和，但仍有耗气之弊，故虚而无积滞者慎用。

山楂　味酸、甘，性微温，入脾、胃、肝经，常用量9～12克。

功　效	作用原理	性　能
酸甘，微温 不热	消食化积，除胀	各种饮食 积滞	单味煎服，或配莱菔子、神曲等，胀气可配伍木香、青皮
温通兼入肝 经血分	通行气血，活血祛瘀	产后瘀阻 腹痛，血 瘀经闭	通瘀煎（产后瘀阻腹痛，血瘀经闭）
		胸痹心痛	胸痹心痛，常与川芎、桃仁、红花等同用
味酸	化浊降脂	高脂血症 冠心病 高血压	单用生山楂，或配伍丹参、三七、葛根等

六神曲 味甘、辛，性温，入脾、胃经，常用量 6 ~ 15 克。

功　　效	作用原理	性　　能	
辛散甘温	辛以行散消食 甘温健胃和中	饮食积滞	常与山楂、麦芽、木香等 同用

鸡内金 味甘，性平，入脾、胃、小肠、膀胱经，常用量 3 ~ 10 克。

功　　效	作用原理	性　　能	
甘补和中 入脾胃经	消食，健运脾胃	食积呕吐 小儿疳积	研末单服即有效，食积较 重者，常与山楂、麦芽等 同用
			小儿脾虚疳积，常配伍白 术、山药、使君子

麦芽 味甘，性平，入脾、胃经，常用量 10 ~ 15 克，回乳炒用 60 克。

功　　效	作用原理	性　　能	
甘补和中入 脾胃经	行气消食，健脾开胃	脾虚食少	健脾丸
		食积不化	常与山楂、神曲、鸡内金等 同用（米面薯芋类）
炒用大剂量	回乳消胀	乳汁郁积 乳房胀痛	单味炒用

止血药

　　能制止体内外出血的药物，称为止血药，分为凉血止血药、化瘀止血药、收敛止血药和温经止血药。

① 凉血止血药

　　本类药物性属寒凉，味多甘苦，入血分，能清泄血分之热而止血，适用于血热妄行所致的各种出血证，常用的有大蓟、地榆、小蓟、侧柏叶、槐花、白茅根等。

大蓟 味甘、苦，性寒，入心、肝经，常用量 9 ~ 15 克。

功　效	作用原理	性　能	
性味苦寒入血分	凉血止血	血热妄行所致各种出血	内伤出血，鲜品捣汁内服；外伤出血，研末外敷
			十灰散（血热出血）
	凉血解毒，散瘀消肿	痈肿疮毒	鲜品捣烂外敷，或配伍其他清热解毒药

地榆 味苦、酸涩，性寒，入肝、大肠经，常用量 9 ~ 15 克。

功　效	作用原理	性　能	
苦寒清热兼酸涩收敛	凉血止血	便血痔血、血痢崩漏	约营煎（血热便血）
			槐角丸（痔疮出血）
			四物地榆汤（血痢）
			崩漏下血，可与茜草、黄芩等配伍
性味苦寒	泻火解毒	烫伤痈肿疮毒湿疹	烧烫伤，单味研末麻油调散，或与紫草、冰片同用
			热毒痈疮，鲜品外敷
			湿疹溃疡，煎浓汁外洗

② 化瘀止血药

本类药物既能止血，又能化瘀，主治瘀血内阻、血不循经之出血病证。常用的有三七、茜草、蒲黄等。

三七 味甘、微苦，性温，入肝、胃经，常用量 3 ~ 9 克；研粉吞服，一次 1 ~ 3 克；外用适量。孕妇慎用。

功　效	作用原理	性　能	
甘补温通入肝经血分	止血不留瘀化瘀不伤正	各种出血证	外伤出血，单用本品或与龙骨等同用
			化血丹（吐血、尿血、便血）亦可单味内服
	活血消肿，止痛力强	胸腹刺痛跌仆肿痛	单味研末，黄酒送服
			破皮者外敷
			痈疽溃烂者，用腐尽生肌散

茜草 味苦，性寒，入肝经，常用量 6 ~ 10 克。

功　效	作用原理	性　能	
苦寒清热善走血分	凉血，化瘀止血	血热妄行或血瘀脉络之出血证	吐血不止，单品研末煎服
			茜根散（呕血）
			固冲汤（气虚崩漏）
			血热崩漏，与白茅根、小蓟等同用
	活血通经	瘀阻经闭风湿痹痛跌仆肿痛	瘀阻经闭，单品酒煎服，或与桃仁、红花、当归等同用
			风湿痹证，单味泡酒，或与鸡血藤、延胡索等同用
			跌打损伤，单味泡酒，或与三七、乳香、没药等同用

蒲黄 味甘，性平，入肝、心包经，常用量 5 ~ 10 克，包煎；外用适量，敷患处。孕妇慎用。

功　效	作用原理	性　能	
性平，无论寒热、有瘀无瘀之出血均可用	收敛止血兼能活血行瘀	吐血、衄血、咯血月经过多、漏下不止经闭痛经、跌仆肿痛	蒲黄散
		产后瘀阻腹痛	失笑散
	通淋	血淋涩痛	多与小蓟等药配伍

③ 收敛止血药

本类药物大多味涩，能收敛止血，适用于各种出血证而无瘀滞者。常用的有仙鹤草、白及、藕节等。

此类药因其性收涩，有留瘀恋邪之弊，故临证每多与化瘀止血药或活血化瘀药同用，对于出血有瘀或出血初期邪实者慎用。

仙鹤草 味苦、涩，性平，入心、肝经，常用量 6～12 克，外用适量。

功　效	作用原理	性　能	
味涩收敛 性平	止血、涩肠止痢	各种出血证	血热出血，与生地黄、牡丹皮等同用
			虚寒性出血，与党参、炮姜、艾叶等同用
		血痢 久泄久痢	单品水煎服
性平味苦	解毒，益气补虚	痈肿疮毒	单用或与其他清热解毒药配伍
		阴痒带下 脱力劳伤	与苦参、白鲜皮、黄柏等配伍外洗

白及 味苦、甘、涩，性微寒，入肝、肺、胃经，常用量 6～15 克；研末吞服，3～6 克；外用适量。不宜与川乌、制川乌、草乌、制草乌、附子同用。

功　效	作用原理	性　能	
味涩质黏	收敛止血	咯血吐血	白及枇杷丸（咯血）
			白及汤（吐血）
		外伤出血	外伤出血，研末水调外敷
寒凉苦泄 味涩收敛	泄血中壅滞，敛疮生肌	疮疡肿痛 烧烫伤	内消散（疮疡初起）
			生肌干脓散（疮疡已溃）

藕节 味甘、涩，性平，入肝、肺、胃经，常用量 9～15 克。

功　效	作用原理	性　能	
味涩质黏 性平	收敛止血化瘀，止血不留瘀	各种 出血证	吐血、衄血，取鲜品捣汁服
			血淋、尿血，可用小蓟饮子

④ 温经止血药

本类药物性属温热，能温里散寒，益脾阳，固冲任而统摄血液，具有温经止血之效，适用于脾不统血、冲任失固之虚寒型出血病证，常用的有艾叶、炮姜等。

艾叶 味苦、辛，性温，有小毒，入肝、脾、肾经，常用量3～9克；外用适量，供灸治或熏洗用。

功　效	作用原理	性　能	
气香味辛温可散寒	温经止血	吐血、崩漏、月经过多	胶艾汤（下元虚冷）
			四生丸（血热妄行出血）
		胎动不安胎漏下血	多与阿胶、桑寄生等同用
入足三阴经而直走下焦	暖宫散寒止痛	少腹冷痛经寒不调宫寒不孕	艾附暖宫丸（经寒不调、宫寒不孕）
			脘腹冷痛，单品煎服，或炒热后敷脐腹
辛香苦燥	祛湿止痒	湿疹、阴痒、疥癣	局部煎汤外洗

（注：艾叶为温灸的主要原料，制成艾炷熏灸穴位，能温煦气血、透达经络。）

炮姜 味辛，性热，入脾、胃、肾经；常用量3～9克。

功　效	作用原理	性　能	
性热散寒	温经止血	阳虚失血吐衄崩漏	冲任虚寒、崩漏下血，可与艾叶、乌梅、棕榈炭等同用
			虚寒型吐血、便血，常与人参、黄芪、附子等同用
性味辛热入脾经	温中止痛止泻	脾胃虚寒腹痛吐泻	二姜丸（脾虚冷泻不止）
			生化汤（产后血虚寒凝型腹痛）

活血化瘀药

能通利血脉、促进血行、消散瘀血的药物，称为活血祛瘀药，分为活血止痛药、活血调经药、活血疗伤药、破血消癥药。注意：

此类药物孕妇慎用。

① 活血止痛药

本类药物辛散善行，既入血分，又入气分，能活血行气止痛，常用的有川芎、郁金、延胡索、乳香、没药、姜黄等。

川芎 味辛，性温，入肝、胆、心包经；常用量 3 ~ 10 克。

功　　效	作用原理	性　　　能	
辛香行散 温通祛寒	温通血脉，活血祛瘀，行气通滞	血瘀气滞 胸痹心痛 跌仆肿痛 月经不调 痛经	柴胡疏肝散（肝郁胁痛）
			血府逐瘀汤（肝血瘀阻之痛经经闭）
			温经汤（寒凝血瘀之痛经）
			生化汤（产后瘀阻腹痛）
			跌仆肿痛，常与三七、乳香同用；胸痹心痛，常配丹参、红花等
辛香发散、行气	祛风止痛	头痛 风湿痹证	川芎茶调散（风寒头痛）
			川芎散（风热头痛）
			羌活胜湿汤（风湿头痛）
			通窍活血汤（血瘀头痛）
			蠲痹汤（风湿痹阻）

延胡索 味辛、苦，性温，入肝、脾经；常用量 3 ~ 10 克，研末吞服，一次 1.5 ~ 3 克。

功　　效	作用原理	性　　　能	
辛散温通	活血行气止痛	血瘀气滞 所致各种 疼痛	安中散（寒滞胃痛）
			金铃子散（肝郁气滞之脘腹疼痛）
			延胡索散（产后瘀阻）
			风湿痹痛，常配桂枝、秦艽等；跌打肿痛，研末用酒调服

乳香　味辛、苦，性温，入心、肝、脾经，煎汤或入丸、散，常用量 3 ~ 5 克；外用适量，研末调敷。

功　　效	作用原理	性　　能	
辛香走窜苦泄温通	行气通滞，散瘀止痛，活血生肌	血瘀气滞诸痛	手拈散（胃脘疼痛）
			活络效灵丹（产后瘀阻腹痛）
			蠲痹汤（风寒湿痹）
			胸痹心痛，常配当归、丹参、没药等
		跌打损伤痛肿疮疡	七厘散（跌打损伤）
			仙方活命饮（疮痈初起）
			醒消丸（痈肿坚硬不消）
			海浮散（疮疡溃破，外用）

郁金　味辛、苦，性寒，入心、肺、肝经，常用量 3 ~ 10 克，不宜与丁香、母丁香同用。

功　　效	作用原理	性　　能	
辛散苦泄入肝经	活血止痛，疏肝行气解郁	血瘀气滞、胸痹心痛、跌仆肿痛、月经不调、痛经、乳房胀痛	颠倒木金散（气血瘀滞之胸痹疼痛）
			宣郁通经汤（肝郁化热之经行腹痛）
辛散性寒入心经	清心凉血，利胆退黄	热病神昏癫痫发狂黄疸尿赤	菖蒲郁金汤（湿温病邪浊所致）
			白金丸（痰浊蒙蔽心窍所致）

② 活血调经药

本类药物辛散苦泄，具有活血散瘀、通经止痛的功效，善于通血脉而调经水。常用的有丹参、桃仁、红花、益母草、牛膝、鸡血藤、月季花等。

丹参　味苦，性微寒，入心、肝经，常用量10 ~ 15克；有"一味丹参功同四物"之说，不宜与藜芦同用。

功　效	作用原理	性　　能	
苦泄，归心、肝经，入血分	活血祛瘀，调经止痛，祛瘀生新	血瘀之月经不调、痛经、产后腹痛	单用研末，酒调服，或用宁坤至宝丹
		血瘀之胸痹心痛	丹参饮
		跌打损伤	活络效灵丹
		风湿痹痛	配伍牛膝、杜仲、桑寄生
性微寒，入心、肝经入血分	清心除烦，凉血消痈	心烦不眠	疮痈肿痛
		清营汤	消乳汤

桃仁　味苦、甘，性平，入心、肝、大肠经，常用量5 ~ 10克。孕妇慎用。

功　效	作用原理	性　　能	
苦泄，入心、肝、血分	通血滞，祛瘀力强	经闭痛经	桃红四物汤
		产后腹痛	生化汤
		跌仆损伤	复元活血汤
		癥块	桂枝茯苓丸
富含油脂	润肠通便	肠燥便秘	润肠丸
味苦降泄	降肺气，止咳平喘	咳嗽气喘	双仁丸

红花　味辛，性温，入肝、心经，常用量3 ~ 10克。孕妇慎用。

功　效	作用原理	性　　能	
入心肝血分，辛散温通	活血祛瘀，温经止痛力强	血瘀经闭、痛经、恶露不行	红蓝花酒（腹中血气刺痛）
			桃红四物汤（经闭痛经）
			红花散（产后瘀血腹痛）
		瘀滞腹痛	血府逐瘀汤
		胁肋刺痛	复元活血汤
		胸痹心痛	常配桂枝、瓜蒌、丹参等

牛膝 味苦、甘、酸，性平，入肝、肾经，常用量 5 ~ 12 克。孕妇慎用。

功　　效	作用原理	性　　能	
苦泄甘缓入肝经、血分	活血逐瘀，通经止痛	瘀滞之经闭、痛经，胞衣不下	血府逐瘀汤（瘀滞经闭、痛经）
			牛膝汤（胞衣不下）
		跌仆伤痛	常配伍续断、当归、红花
苦泄下行	利尿通淋，引血下行	淋证、水肿、头痛、眩晕、牙痛、口疮、吐血、衄血	淋证，配伍冬葵子、瞿麦、滑石等
			加味肾气丸（水肿、小便不利）
味甘缓补	补肝肾、强筋骨	腰膝酸软筋骨无力	独活寄生汤（痹痛日久）
			三妙丸（湿热成痿）

益母草 味辛、微苦，性微寒，入心包、肝、膀胱经，常用量 9 ~ 30 克，鲜品 12 ~ 40 克。孕妇慎用。

功　　效	作用原理	性　　能	
辛散入血分	活血调经	血瘀痛经经闭恶露不尽	益母草膏（血瘀痛经，经闭）；恶露不尽，单味煎汤，或与川芎、当归、乳香等同用
苦以通泄	利水消肿	水瘀互结之水肿尿少	单用，或与白茅根、泽兰等同用
味苦性寒	清热解毒	疮痈肿毒	单用外洗或外敷

③活血疗伤药

本类药物味多辛、苦或咸，功善活血化瘀、消肿止痛、续筋接骨、止血生肌敛疮。常用的有苏木、骨碎补、土鳖虫、马钱子、刘寄奴等。

苏木 味甘、咸，性平，入心、肝、脾经，常用量3~9克。孕妇慎用。

功　　效	作用原理	性　　能	
咸入血分	活血祛瘀，消肿止痛	跌打损伤骨折伤筋瘀滞肿痛	八厘散
		血滞经闭产后瘀阻痛疽肿痛	经闭痛经、产后腹痛，常配川芎、当归、红花
			心腹疼痛，常配丹参、川芎、延胡索
			痈疽肿痛，常配金银花、连翘、白芷

骨碎补 味苦，性温，入肝、肾经，常用量3~9克。

功　　效	作用原理	性　　能	
温通	疗伤止痛	跌仆闪挫筋骨折伤	单品酒浸服，并外敷，或水煎服，也可用骨碎补散
温补入肾经	温补肾阳，强筋健骨	肾虚腰痛筋骨萎软耳鸣齿松	肾虚腰痛，配补骨脂、牛膝等；肾虚耳鸣、牙痛，配熟地黄、山茱萸等
			肾虚久泄，配补骨脂、益智、吴茱萸等
苦燥止痒	外用消风祛斑	外治斑秃、白癜风	

④ 破血消癥药

本类药物味多辛、苦，兼有咸味，主入肝经血分，药性峻猛。常用的有莪术、水蛭、斑蝥等。孕妇禁用此类药物。

莪术 味辛、苦，性温，入肝、脾经，常用量6～9克。孕妇禁用。

功　效	作用原理	性　　能	
辛散苦泄温通，入血分、气分	破血行气，散瘀消癥	气血瘀滞之经闭、胸痛癥块	莪术散（经闭腹痛）
			胸痹心痛，常配丹参、川芎等；体虚久癥不消，常配黄芪、党参等
辛散苦泄入脾经	行气止痛，消食化积	食积气滞脘腹胀痛	莪术丸（食积气滞）
			脾虚食积腹胀，常配党参、白术、茯苓等

化痰止咳平喘药

化除痰涎、制止咳嗽、平定气喘的药物，称为化痰止咳平喘药，分为温化寒痰药、清化热痰药、止咳平喘药。

① 温化寒痰药

本类药物味多辛、苦，性多温燥，有温肺驱寒、燥湿化痰的功效，部分药物外用还可消肿止痛，常用的有半夏、天南星、白芥子、白附子、旋覆花等。

半夏 味辛，性温，归脾、胃、肺经，有毒；内服一般炮制后使用，常用量3～9克；外用适量，磨汁涂或研末以酒调敷患处。

功　效	作用原理	性　　能	
味辛性温入肺经	燥湿化痰，止咳	湿痰、寒痰，咳喘，风痰眩晕	二陈汤（痰湿壅肺之咳嗽）
			小青龙汤（寒饮咳喘）
			半夏白术天麻汤（痰饮眩悸）
辛散行气入脾胃经	降逆止呕，消痞散结	呕吐反胃胸脘痞闷	小半夏汤（胃寒气逆）
			大半夏汤（胃阴虚呕吐）
			半夏秫米汤（痰饮内阻，夜眠不安）
		外用治痈肿痰核	

续表

生半夏、法半夏、姜半夏、清半夏的区别
未制过的称生半夏，用生石灰、甘草制过称法半夏，用生姜、白矾制过称姜半夏，用白矾制过称清半夏。生半夏多外用于消肿散结，法半夏善和胃燥湿，姜半夏偏于降逆止呕，清半夏长于燥湿化痰。

制天南星　味苦、辛，性温，有毒，入肺、肝、脾经，常用量 3 ~ 9 克。孕妇慎用。

功　　效	作用原理	性　　　　能	
辛散，苦燥之性强	燥湿化痰，祛风止痉	顽痰咳嗽	导痰汤（寒痰湿痰阻肺之咳嗽）
			小黄丸（痰热咳嗽）
		风痰所致眩晕、癫痫等	青州白丸子（风痰留滞之半身不遂）
			玉真散（破伤风）
			五痫丸（癫痫）
苦泄辛散	散结消肿	外用治痈肿、蛇虫咬伤	

② 清化热痰药

　　本类药物性多寒凉，有清热化痰之功，部分药物兼能润燥化痰、软坚散结，用于热痰证。常用的有川贝母、浙贝母、瓜蒌、竹茹、桔梗、昆布等。

川贝母　味苦、甘，性微寒，入肺、心经，常用量 3 ~ 10 克，研粉冲服，一次 1 ~ 2 克。

功　　效	作用原理	性　　　　能	
寒泄苦降	清肺化痰	肺热咳嗽阴虚劳嗽痰中带血	阴虚劳嗽、久咳有痰，配伍沙参、麦冬等
			二母散（肺热肺燥咳嗽）
	散结消痈	瘰疬、乳痈、肺痈	消瘰丸（痰涎郁结之瘰疬）
			热毒壅结之乳痈，常配蒲公英、连翘、天花粉
			肺痈咳吐脓血，可与桔梗、紫菀同用

川贝母与浙贝母的区别
川贝母和浙贝母都属百合科植物，前者主产于四川、西藏、甘肃、云南等地，后者主产于浙江。二者功效相似，但浙贝母较川贝母偏苦泄，川贝母更适合清热润肺，浙贝母更偏于祛痰火。

桔梗　味苦、辛，性平，入肺经，常用量 3 ~ 10 克。

功　　效	作用原理	性　　能	
辛散苦泄入肺经	开宣肺气，祛痰利咽，排脓	咳嗽痰多胸闷不畅	杏苏散（风寒咳嗽）
			桑菊饮（风热咳嗽）
			桔梗汤（肺痈咳嗽胸痛）
		外邪犯肺所致咽痛音哑	桔梗汤
		肺痈吐脓	桔梗汤，可再配鱼腥草、冬瓜仁加强排脓之效

瓜蒌　味甘微苦，性寒，入肺、胃、大肠经，常用量 9 ~ 15 克。不宜与川乌、制川乌、草乌、制草乌、附子同用。

功　　效	作用原理	性　　能	
甘寒清润	清肺热，润肺燥而化热痰	肺热咳嗽痰浊黄稠	清气化痰丸（痰热阻肺）
			燥热伤肺、干咳无痰，配川贝母、天花粉、桑叶等
苦降	导浊痰下行，宽胸散结	痰气交阻之胸痹心痛、痞满	瓜蒌薤白半夏汤（胸阳不振）
			小陷胸汤（痰热结胸）
味甘质润	润燥滑肠	大便秘结	常与火麻仁、郁李仁、生地黄同用

瓜蒌与瓜蒌子、瓜蒌皮的区别
瓜蒌：瓜蒌的干燥成熟果实。清热涤痰，宽胸散结，润燥滑肠，用于肺热咳嗽，痰浊黄稠，胸痹心痛，结胸痞满，乳痈，肠痈，大便秘结。 　　瓜蒌子：瓜蒌的干燥成熟种子。润肺化痰，滑肠通便，用于燥咳痰黏，肠燥便秘。 　　瓜蒌皮：瓜蒌的干燥成熟果皮。清热化痰，利气宽胸，用于痰热咳嗽，胸闷胁痛。

③ 止咳平喘药

本类药物多入肺经，辛散可宣散肺邪而止咳喘，苦泄可降泄上逆之肺气，甘润可润燥止咳，个别药物味涩可收敛肺气以定喘。常用的有苦杏仁、紫苏子、百部、紫菀、桑白皮、枇杷叶、白果等。

苦杏仁 味苦，性微温，有小毒，入肺、大肠经，常用量5 ~ 10克，生品入煎剂后下。内服不宜过量，以免中毒。

功　　效	作用原理	性　　　能	
苦降入肺	降肺气，止咳平喘	咳嗽气喘胸满痰多	三拗汤（风寒咳嗽）
			桑菊饮（风热咳嗽）
			苏杏散（外感凉燥）
			麻杏石甘汤（邪热壅肺）
			桑杏汤（燥咳无痰）
			清燥救肺汤（咳重身热）
质润入大肠	润肠通便	肠燥便秘	五仁丸（津枯肠燥）
			润肠丸（血虚便秘）

紫苏子 味辛，性温，入肺经，常用量3 ~ 10克。

功　　效	作用原理	性　　　能	
性主降质润入肺经	降气消痰定喘	痰壅气逆咳嗽气喘	三子养亲汤（痰壅气逆）
			苏子降气汤（久咳痰喘）
			定喘汤（外感风寒，痰热内蕴）
富含油脂	润燥滑肠	肠燥便秘	紫苏麻仁粥

紫苏子、紫苏叶、紫苏梗的区别

紫苏子：降气消痰、平喘、润肠，用于痰壅气逆、咳嗽气喘、肠燥便秘。

紫苏叶：解表散寒、行气和胃，用于风寒感冒、咳嗽呕恶、妊娠呕吐、鱼蟹中毒。

紫苏梗：理气宽中、止痛、安胎，用于胸膈痞闷、胃脘疼痛、嗳气呕吐、胎动不安。

百部 味甘、苦，性微温，入肺经，常用量 3 ~ 9 克，外用适量，水煎或酒浸。

功　效	作用原理		性　能
甘润苦降	润肺下气止咳	新久咳嗽肺痨	止咳散（风寒咳嗽）
			百部散（肺热咳嗽）
			复方百部止咳糖浆（小儿顿咳）
			月华丸（肺痨咳嗽）
	外用杀虫灭虱	外用于头虱、体虱、蛲虫病、阴痒	

桑白皮 味甘，性寒，入肺经，常用量 6 ~ 12 克。

功　效	作用原理		性　能
性寒入肺经	清泻肺火，兼泄肺中水气而平咳喘	肺热咳喘	泻白散（肺热壅盛）
			补肺汤（肺虚有热）
			水饮停肺，常与麻黄、苦杏仁、葶苈子等同用
	肃降肺气，通调水道	肺气不宣之水肿胀满尿少、面目水肿	五皮散

安神药

以镇静安神为主要功效的药物，称为安神药，分为养心安神药和重镇安神药。

① 养心安神药

本类药多为植物的种子，有甘润滋养之性，主治阴血不足、心脾两虚、心失所养之心悸怔忡、虚烦不眠、健忘多梦等心神不宁之虚证。

酸枣仁 味甘、酸，性平，入心、肝、胆经，常用量 10 ~ 15 克。

功　效	作用原理	性　　能	
甘润滋补入心肝经	养心阴，益肝血	虚烦不眠惊悸多梦	酸枣仁汤（心肝阴血亏虚）
			归脾汤（心肝气血亏虚）
			天王补心丹（阴虚血少）
味酸能敛	收敛止汗	体虚多汗津伤口渴	常与五味子、山茱萸、黄芪等同用

柏子仁 甘，性平，入心、肾、大肠经，常用量 3 ~ 10 克。

功　效	作用原理	性　　能	
甘润滋补入心经	养心安神	阴血不足之虚烦失眠、心悸怔忡	柏子仁丸、养心汤（心血不足，心神失养）
			柏子养心丸（心肾不交）
质润，富含油脂	润肠通便	阴虚血亏之肠燥便秘	五仁丸
味甘质润	滋补阴液	阴虚盗汗	常与酸枣仁、牡蛎、麻黄根等同用

合欢皮 味甘，性平，入心、肝、肺经，常用量 6 ~ 12 克；外用适量，研末调敷。

功　效	作用原理	性　　能	
甘润性平入心肝经	疏肝解郁，悦心安神	心神不宁忧郁失眠	单用，或与酸枣仁、夜交藤、郁金等同用
入心肝血分	活血祛瘀消肿	跌仆伤痛	常与乳香、骨碎补、没药等同用

② 重镇安神药

本类药物多为矿石、化石类，具有质重沉降之性，重可镇怯，故有重镇安神、平惊定志等作用。常用的有龙骨、磁石、琥珀等。

龙骨 味甘、涩，性平，入心、肝、肾经，常用量15～30克，先煎；外用适量。收敛固涩宜煅用，其他宜生用。

功　效	作用原理	性　　能	
质重入心经	镇惊安神	心神不宁 心悸失眠 惊痫癫狂	孔圣枕中丹 （心神不宁、心悸失眠）
			痰热内盛之癫痫抽搐，常与牛黄、羚羊角等同用
质重沉降入肝经	平肝潜阳	肝阳上亢 头晕目眩	镇肝息风汤
味涩收敛	收敛固涩	遗精、带下、虚汗、崩漏等	金锁固精丸
			固冲汤

平肝息风药

有平降肝阳、止息肝风作用的药物，称为平肝息风药，分为息风止痉药和平抑肝阳药。

① 息风止痉药

本类药物主入肝经，有平息肝风、制止痉挛抽搐的功效。常用的有天麻、钩藤、全蝎、牛黄等。

天麻 味甘，性微温，入肝经，常用量3～10克。

功　效	作用原理	性　　能	
味甘质润、缓急 主入肝经	息风止痉，平抑肝阳	肝风内动 小儿惊风 抽搐 破伤风	钩藤饮子（小儿急惊风）
			小儿脾虚慢性惊风，与人参、白术、僵蚕等配伍
			玉真散（破伤风、痉挛抽搐）
		肝阳上亢 头痛眩晕	天麻钩藤饮（肝阳上亢）
			半夏白术天麻汤（风痰上扰）
			天麻丸（头风头痛）
甘以缓急 温通	祛外风，通经络，止痛	风湿痹	秦艽天麻汤

钩藤　味甘，性凉，入肝、心包经，常用量 3 ~ 12 克，后下。

功　　效	作用原理	性　　能	
味甘性凉入肝、心包经	倾泻心包之火，泄肝经之热，息风止痉	肝风内动之惊痫抽搐、高热惊厥、小儿急惊风、妊娠子痫	钩藤饮子（小儿急惊风）
			羚角钩藤汤（温热病极生风）
	清肝热，平肝阳	头痛眩晕	肝火上攻所致者，常与夏枯草、龙胆、栀子等同用
			肝阳上亢所致者，常与天麻、石决明、牛膝等同用

② 平抑肝阳药

本类药物多质重，偏寒凉，主入肝经，以平抑或潜镇肝阳为主要作用。常用的有石决明、牡蛎、珍珠母、赭石、罗布麻叶等。

牡蛎　味咸，性微寒，入肝、胆、肾经，常用量 9 ~ 30 克，先煎。煅品有收敛固涩之效。

功　　效	作用原理	性　　能	
咸寒质重入肝经	平肝潜阳益阴	肝阳上亢眩晕耳鸣	镇肝息风汤（阴虚阳亢）
			大定风珠（热病日久，虚风内动）
质重能镇	重镇安神	心神不安惊悸失眠	桂枝甘草龙骨牡蛎汤
咸以散结	软坚散结	瘰疬痰核癥瘕痞块	消瘰丸
煅制品	收敛固涩，制酸止痛	自汗盗汗遗精带下胃痛吞酸	牡蛎散（自汗盗汗）
			金锁固金丸（肾虚遗精）
			尿频，常与桑螵蛸、金樱子同用
			崩漏带下，常与山茱萸、山药同用

石决明 味咸，性寒，入肝经，常用量 6 ~ 20 克，先煎。

功　效	作用原理	性　能
咸寒质重专入肝经	潜降肝阳 肝阳上亢头晕目眩	肝阳上亢之头晕目眩，常配珍珠母、牡蛎等
		阿胶鸡子黄汤（邪热灼阴之头晕目眩）
		羚羊角汤（肝阳上亢兼肝火亢盛）
	明目退翳 目赤视物昏花	黄连羊肝丸（肝火上炎）
		石决明散（目翳）
		肝虚血少、目涩昏暗，常配熟地黄、枸杞子、菟丝子等

开窍药

有通关开窍回苏作用的药物，称为开窍药。常用的有石菖蒲、冰片、麝香、苏合香等。

石菖蒲 味辛、苦，性温，入心、胃经，常用量 3 ~ 10 克。

功　效	作用原理	性　能
辛开苦燥温通，芳香走窜	开窍豁痰，辟秽 痰蒙清窍神昏癫痫	涤痰汤（中风痰迷心窍）
		菖蒲郁金汤（痰热蒙蔽）
		清心温胆汤（痰热癫痫抽搐）
辛开入心经	醒神益智，聪耳明目 健忘失眠耳鸣耳聋	不忘散、开心散（健忘）
		安神定志丸（心神失养之失眠多梦）
		安神补心丸（心肾两虚）
苦以燥湿入胃经	化湿开胃 脘痞不饥噤口痢	连朴饮
		开噤散

冰片 味辛、苦，性凉，入心、脾、肺经，常用量0.3～0.9克，多入丸、散用；外用适量，研粉点敷患处。孕妇慎用。

功　效	作用原理	性　能	
味辛气香	开窍醒神	热病神昏 中风痰厥	安宫牛黄丸（热闭神昏）
			苏合香丸（寒闭神昏）
辛散入心经	止心痛	冠心病 心绞痛	速效救心丸
			复方丹参滴丸
苦凉清热	泻火解毒，清热止痛	目赤肿痛 口舌生疮 咽喉肿痛 耳道流脓	八宝眼药水（目赤肿痛）
			冰硼散（咽喉肿痛）
			化脓性中耳炎，将本品溶于核桃油中滴耳
	清热解毒，防腐生肌	疮疡肿痛 烧烫伤	八宝丹、生肌散（疮溃不敛）
			烧烫伤，可与朱砂、香油制成药膏外用

补虚药

有补虚扶弱作用，治疗人体虚损不足的药物，称为补虚药，又叫作补益药，分为补气药、补阳药、补血药和补阴药。

① 补气药

补气药能补益脏气以纠正脏器的虚衰。补气又包括补脾气、补肺气、补心气、补肾气、补元气等。常用的有党参、黄芪、人参、甘草、白术、山药、大枣等。

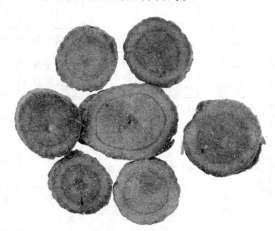

图 2-1 黄芪

49

党参 味甘，性平，入脾、肺经，常用量 9 ~ 30 克；不宜与藜芦同用。

功　　效	作用原理	性　　能	
甘补性平入脾肺经	补益脾肺	脾肺气虚食少乏力咳嗽气短	倦怠乏力，常与白术、茯苓同用
			咳嗽气短，常与黄芪、蛤蚧等同用
	气血双补，养血生津	气血不足面色萎黄心悸气短	常配伍黄芪、当归、熟地黄等
		津伤口渴内热消渴	常与麦冬、五味子、黄芪等同用

黄芪 味甘，性微温，入脾、肺经，常用量 9 ~ 30 克。补气宜炙用，止汗、利尿、托毒排脓生肌宜生用。

功　　效	作用原理	性　　能	
甘以滋补入脾肺经	补益脾肺之气	气虚乏力食少便溏中气下陷久泻脱肛便血崩漏	补中益气汤（中气下陷）
			归脾汤（脾虚失血）
		咳喘气短	补肺汤
	补气生津养血	血虚萎黄气血两虚	当归补血汤
	补脾肺之气益卫固表止汗	表虚自汗	牡蛎散、玉屏风散
温通	行滞通痹	半身不遂痹痛麻木	补阳还五汤
甘温益气	托毒排脓，敛疮生肌	痈疽难溃久溃不敛	常与金银花、皂角刺、紫花地丁等配用

人参 味甘、微苦，性微温，入脾、肺、心、肾经，常用量3～9克，另煎兑服；也可研末吞服，一次2克，一日2次。不宜与藜芦、五灵脂同用。

功　效	作用原理	性　能	
甘温补虚	大补元气，复脉固脱	体虚欲脱肢冷脉微	独参汤（久病气虚，病情危重）
			参附汤（气虚汗出，四肢逆冷）
			生脉散（气阴两虚，舌红干燥）
甘以补虚入脾肺经	补脾益肺	脾虚食少肺虚咳喘	四君子汤（脾虚食少、倦怠乏力）
			人参胡桃汤（肺虚咳喘）
味甘入脾、肺、心、肾经	生津养血	津伤口渴	白虎加入参汤
		气血亏虚久病虚羸	八珍汤
甘以补虚入心经	补益心气，安神益智	心气不足惊悸失眠	归脾汤（心脾两虚）
			天王补心丹（心肾不交）

（注：党参用于气虚轻证，人参用于重证。）

白术 味苦、甘，性温，入脾、胃经，常用量6～12克。用于气虚自汗，功效弱于黄芪。

功　效	作用原理	性　能	
甘温补虚苦温燥湿入脾胃经	补气健脾，燥湿利尿	脾虚食少腹胀泄泻痰饮水肿带下	四君子汤（脾虚有湿）
			脾阳不振（苓桂术甘汤）
			完带汤（脾虚水肿）
	益气固表止汗	气虚自汗	玉屏风散
	安胎	胎动不安	泰山磐石散

（注：用于气虚自汗，功效弱于黄芪。）

甘草　味甘，性平，入心、肺、脾、胃经，常用量 2 ~ 10 克；不宜与海藻、京大戟、红大戟、甘遂、芫花同用。

功　效	作用原理	性　能	
甘补入脾经	补脾胃不足而益中气	脾虚胃弱 倦怠乏力 心悸气短	四君子汤
药性平和入肺经	祛痰止咳	咳嗽痰多	风寒咳喘，常配麻黄、苦杏仁；肺热咳喘，常配石膏、麻黄、苦杏仁
			寒痰咳喘，常配干姜、细辛
			痰湿咳嗽，常配半夏、茯苓
			肺虚咳嗽，常配黄芪、太子参
甘以和中	调和诸药	缓解药物毒性、烈性	
味甘以缓急	缓急止痛	脘腹、四肢拘挛疼痛	芍药甘草汤
味甘偏凉	清热解毒	痈肿疮毒 咽喉肿痛	常与地丁、连翘、板蓝根、桔梗、牛蒡子等清热解毒利咽之品配伍

生甘草与炙甘草的区别

　　用蜜烘制的甘草即为炙甘草。生甘草偏于清热解毒，可祛痰止咳、缓急止痛、调和诸药，用于脾胃虚弱、倦怠乏力、咳嗽痰多、脘腹、四肢拘挛急疼痛等。炙甘草偏于润肺和中，可补脾和胃、益气复脉，用于脾胃虚弱、倦怠乏力、心悸等。

山药　味甘，性平，入脾、肺、肾经，常用量 15 ~ 30 克。

功　效	作用原理	性　能	
甘补性平入脾、肺、肾经	补脾气，益脾阴	脾虚食少 久泻不止	参苓白术散（脾虚食少便溏）
			完带汤（带下）
	补肺气，兼能滋肺阴	肺虚咳喘	与太子参、南沙参等同用
	补肾气，兼能滋肾阴	肾虚遗精带下	肾气丸

52

大枣 味甘，性温，入脾、胃、心经，常用量 6 ~ 15 克。

功 效	作用原理	性 能	
甘温补虚入脾、胃、心经	补益脾气	脾虚食少乏力便溏	常与黄芪、党参、白术等同用
	养心血，安心神	妇女脏躁失眠	甘麦大枣汤（心神恍惚、心烦不眠）
		血虚萎黄惊悸失眠	常配熟地黄、当归、酸枣仁等

② **补阳药**

本类药味多甘、辛、咸，性温热，入肾经，通过补肾阳使其他脏腑得以温煦，从而消除或改善全身阳虚诸症。常用的有肉苁蓉、鹿茸、杜仲、淫羊藿、巴戟天、仙茅、锁阳、补骨脂、益智、蛤蚧等。

肉苁蓉 味甘、咸，性温，入肾、大肠经，常用量 6 ~ 12 克。

功 效	作用原理	性 能	
甘温助阳质润滋养成以入肾	补肾阳，益精血	肾阳不足精血亏虚阳痿不孕腰膝酸软筋骨无力	肉苁蓉丸（五劳七伤）
			金刚丸（肾虚骨痿）
甘咸质润入大肠经	润肠通便	肠燥便秘	润肠丸（津伤便秘）
			济川煎（肾虚大便不通）

杜仲 味甘，性温，入肝、肾经，常用量 6 ~ 10 克。

功 效	作用原理	性 能	
甘温滋补入肝肾经	补肝肾，强筋骨，安胎	肝肾不足腰膝酸痛筋骨无力头晕目眩胎动不安	青娥丸（肾虚腰痛）
			独活寄生汤（风湿腰痛冷重）
			外伤腰痛，与川芎、桂心、丹参等同用
			肝肾不足、头晕目眩，可与女贞子、枸杞子、牛膝同用

鹿茸 味甘、咸，性温，入肝、肾经，常用量 1 ～ 2 克，研末冲服。

功　效	作用原理	性　能	
甘咸性温入肝肾经	峻补肾阳，益精血，强筋骨，调冲任	肾阳不足精血亏虚	鹿茸酒（阳痿便频）
			参茸固本丸（诸虚百损）
		腰脊冷痛筋骨痿软	加味地黄丸
		冲任虚寒崩漏带下	崩漏，与山茱萸、龙骨、续断等同用
			内补丸（白带量多清稀）
甘补滋养	托疮毒	阴疽不敛	常与当归、肉桂等配伍

③ 补血药

本类药物多甘温质润，入心肝血分，主治血虚证，有的兼能滋养肝肾。但此类药多滋腻黏滞，故脾虚湿阻、气滞食少者慎用。常用的有制何首乌、阿胶、当归、熟地黄、龙眼肉、白芍等。

熟地黄 味甘，性微温，入肝、肾经；常用量 9 ～ 15 克。

功　效	作用原理	性　能	
甘温质润	补血滋阴	血虚证	四物汤（血虚萎黄）
			胶艾汤（血虚怔忡）
			八珍汤（气血两虚）
味甘滋润入肝肾经	补肝肾，益精填髓	肝肾阴虚腰膝酸软遗精盗汗	六味地黄丸（肝肾阴虚，腰膝酸软）
			知柏地黄丸（虚火上炎，骨蒸潮热，遗精）
		精血亏虚之耳鸣眩晕、须发早白	七宝美髯丹（须发早白）
			虎潜丸（五迟五软）

（注：将生地黄以砂仁、酒、陈皮为辅料，反复蒸晒至颜色变黑，质地柔软即为熟地黄，两药不可互相替用。生地黄性寒，能凉血清热、滋阴补肾、生津止渴；熟地黄性微温，可以补血。）

阿胶　味甘，性平，入肺、肝、肾经，常用量 3 ~ 9 克，烊化兑服。脾胃虚弱、消化不良者慎服。

功　　效	作用原理	性　　能	
甘温质润	补血滋阴	血虚萎黄 眩晕心悸	阿胶四物汤（出血所致血虚）
			炙甘草汤（气虚血少之心悸）
	养阴以滋肾水	热病伤阴 心烦失眠	黄连阿胶汤（热病伤阴，心烦失眠）
			大、小定风珠（温病后期虚风内动）
	滋阴润肺	肺热阴虚	补肺阿胶汤（肺燥咳嗽）
			清燥救肺汤（燥邪犯肺，干咳无痰）
			月华丸（肺肾阴虚，劳嗽咯血）
	止血	吐血尿血 便血崩漏 妊娠胎漏	胶艾汤（血虚血寒之妇人崩漏下血）
			黄土汤（脾气虚寒之便血或吐血）

制何首乌　味苦、甘、涩，性微温，入肝、肾、心经，常用量 6 ~ 12 克。

功　　效	作用原理	性　　能	
不寒不燥不腻 甘温滋补	补肝肾，益精血，乌须发，强筋骨	血虚萎黄 失眠健忘	与当归、熟地黄、酸枣仁同用
		精血亏虚	七宝美髯丹
		肝肾亏虚 腰膝酸软	可配伍桑葚、杜仲、黑芝麻
		月经不调	与当归、白芍、熟地黄等同用
	化浊降脂	高脂血症	单用，或与女贞子、墨旱莲、地黄等同用

（注：直接切片入药为生何首乌，用黑豆煮汁拌蒸后晒干入药为制何首乌。生何首乌善于解毒消痈、润肠通便，制何首乌善于补益精血、乌须发、强筋骨、补肝肾。）

当归 味甘、辛，性温，入肝、心、脾经，常用量6～12克。

功　　效	作用原理	性　　能	
甘温质润	长于补血	血虚萎黄眩晕心悸	四物汤（血虚萎黄、心悸失眠）
			当归补血汤、人参养荣汤（气血两虚）
甘补辛行	补血调经，活血止痛	血虚之月经不调、经闭痛经	四物汤（血虚）
			桃红四物汤（血虚兼有血瘀）
			温经汤（冲任虚寒）
			逍遥散（肝郁气滞）
			丹栀逍遥散（肝郁化火）
			八珍汤（气血两虚）
辛行温通	活血行瘀，散寒止痛	虚寒腹痛风湿痹痛跌打疮疡	当归生姜羊肉汤（血瘀寒凝腹痛）
			蠲痹汤（风寒痹痛）
			复元活血汤（跌打损伤）
			仙方活命饮（疮疡初起）
质润	润肠通便	血虚肠燥便秘	济川煎

（注：酒当归善于活血通经。）

④ 补阴药

本类药大多味甘，性寒凉，质润，有滋补阴液、生津润燥之功，兼能清热，主治阴虚津亏证。常用的有北沙参、南沙参、石斛、百合、黄精、枸杞子、天冬、麦冬、玉竹等。

北沙参 味甘、微苦，性微寒，入肺、胃经，常用量5～12克。不宜与藜芦同用。

功　效	作用原理	性　　能	
甘润微寒入肺经	补肺阴，清肺热	阴虚肺燥有热之干咳少痰	沙参麦冬汤
			虚劳咳嗽咯血，可与知母、川贝母、麦冬、鳖甲等同用
味甘质润入胃经	益胃生津	胃阴不足热病伤津	口干多饮，与石斛、玉竹、乌梅等同用
			脾气胃阴俱虚，与山药、太子参、黄精等同用

南沙参与北沙参的区别

南沙参与北沙参非同一科属植物，功效也不同。南沙参长于入肺，偏于清肺祛痰止咳，补肺脾之气，适用于脾肺气虚、倦怠乏力、食少、自汗、舌淡、脉弱者。北沙参长于入胃，偏于养阴生津止渴，善养肺胃之阴，适用于热病后期或久病阴虚内热、干咳、痰少、低热、口干、舌红、苔少、脉细弱者。

黄精 味甘，性平，入脾、肺、肾经，常用量9～15克。

功　效	作用原理	性　　能	
甘补质润入脾、肺、肾经	补脾气，养胃阴	脾胃气虚倦怠乏力	体倦乏力，常与党参、白术同用
		胃阴不足口干食少	与石斛、麦冬、山药等同用
	养肺阴，益肺气	肺虚咳嗽劳嗽咯血	气阴两伤、干咳少痰，熬膏服，或与沙参、川贝母、知母等同用；肺肾阴虚劳嗽咯血，常与熟地黄、天冬、百部等同用
	补益肾精，延缓衰老	腰膝酸软须发早白	黄精膏方、二精丸
			内热消渴，常配生地黄、麦冬、天花粉等

石斛 味甘，性微寒，入胃、肾经，常用量6～12克，鲜品15～30克。

功　　效	作用原理	性　　能	
甘润微寒入胃肾经	滋养胃阴，生津止渴	热病伤津口干烦渴	口干烦渴、舌干苔黑，常与天花粉、鲜生地黄、麦冬等同用；胃阴虚灼痛，石斛煎汤代茶饮 石斛汤（病后阴虚津亏）
	滋肾阴，降虚火	肾阴亏虚之证	石斛夜光丸（肾亏目暗不明）
			筋骨痿软，常配熟地黄、杜仲、牛膝
			阴虚火旺，常配枸杞子、黄柏

百合 味甘，性微寒，入心、肺经，常用量6～12克。

功　　效	作用原理	性　　能	
甘寒质润入心肺经	补肺阴，清肺热，润燥止咳	阴虚肺燥劳嗽咯血	百花膏（干咳少痰）
			百合固金汤（肺虚久咳）
	养阴清心安神	虚烦惊悸失眠神志恍惚	失眠、惊悸，可与麦冬、酸枣仁、丹参等同用
			百合地黄汤、百合知母汤（阴虚内热、神志恍惚）

麦冬 味甘、微苦，性微寒，入心、肺、胃经，常用量6～12克。

功　　效	作用原理	性　　能	
甘润性寒入肺经	养肺阴，清肺热	肺燥干咳阴虚劳嗽喉痹咽痛	清燥救肺汤（咽干干咳）
			二冬膏（肺肾阴虚之劳嗽咯血）
			玄麦甘桔含片（喉痹咽痛）
甘柔偏寒入胃经	益胃生津清热	胃阴不足伤津口渴肠燥便秘	益胃汤（胃阴虚之口渴胃痛）
			麦门冬汤（气逆呕吐咽干）
			增液汤（肠燥便秘）
性寒味苦入心经	清心热，除烦安神	心烦失眠	清营汤

收涩药

有收敛固涩作用，可以治疗各种滑脱症候的药物，称为收涩药，分为敛肺涩肠药、固表止汗药、固精缩尿止带药。

① 敛肺涩肠药

本类药酸涩收敛，主入肺或大肠经，有敛肺止咳喘、涩肠止泻痢等作用。常用的有五味子、乌梅、五倍子、肉豆蔻、诃子等。

乌梅 味酸、涩，性平，入肝、脾、肺、大肠经，常用量 6 ~ 12 克。

功　　效	作用原理	性　　能	
味酸而涩入肺、大肠经	敛肺气，止咳嗽	肺虚久咳	一服散
	涩肠止泻	久痢久泻	固肠丸（久泻）
			乌梅丸（久痢）
味酸性平	生津止渴	虚热消渴	玉泉散

五味子 味酸、甘，性温，入肺、心、肾经，常用量 2 ~ 6 克，习称"北五味子"。

功　　效	作用原理	性　　能	
味酸收敛甘温而润	收敛固涩	久咳虚喘	肺虚久咳，可与黄芪、罂粟壳等同用
			都气丸（肺肾两虚之咳喘）
			小青龙汤（寒饮咳喘）
		肾虚不固之梦遗、遗尿	桑螵蛸丸（滑精）
			麦味地黄丸（梦遗）
		脾肾虚寒久泻不止	四神丸
		自汗盗汗	可与麻黄根、牡蛎等同用
甘温而润入心肾经	补益心肾，宁心安神	心肾不交之心悸失眠	天王补心丹

（注：一般认为，北五味子质比南五味子优良。北五味子为传统使用正品，除收敛固涩外，偏补益心肾，南五味子则偏敛肺止咳，入滋阴药当以北五味子为宜。）

59

五倍子　味酸、涩，性寒，入肺、大肠、肾经，常用量 3 ~ 6 克，外用适量。

功　效	作用原理	性　能	
酸涩收敛性寒清热	敛肺气，清肺热，止咳嗽	肺虚久咳肺热痰咳	肺虚久咳，常与五味子、罂粟壳等同用
			肺热痰咳，常与瓜蒌、黄芩、浙贝母等同用
味酸，入大肠、肾经	涩肠止泻，固精止遗	久痢久泻遗精滑精	可与诃子、五味子等同用
			玉锁丹
味酸涩收敛	敛汗，止血，收湿敛疮	自汗盗汗便血痔血外伤出血痈肿疮毒皮肤湿烂	五倍子焙黄研细末，用温水调成糊状，敷于脐窝，纱布覆盖，胶布固定（盗汗、自汗）

② 固表止汗药

本类药性味多甘平收敛，能顾护腠理而有固表止汗之功，常用于气虚卫表不固，腠理疏松，津液外泄而自汗，以及阴虚不能制阳，阳热迫津外泄而盗汗。常用的有麻黄根、浮小麦等。但需注意，凡实邪所致汗出，应以祛邪为主，非本类药物所宜。

浮小麦　味甘，性凉，入心经；常用量 15 ~ 30 克；止汗时宜微炒用。

功　效	作用原理	性　能	
味甘，入心经	养心敛液，固表止汗	自汗盗汗	牡蛎散（气虚自汗）
			阴虚盗汗，可与五味子、麦冬、地骨皮等同用
甘凉并济	益气阴，除虚烦	骨蒸劳热	常与玄参、麦冬、生地黄等同用

麻黄根 味甘、涩，性平，入心、肺经，常用量3～9克；外用适量，研粉撒扑。

功　　效	作用原理	性　　能	
甘涩收敛入肺经	敛肺固表止汗	自汗盗汗	牡蛎散（气虚自汗）
			阴虚盗汗，可与生地黄、熟地黄等同用
			产后虚汗不止，与当归、黄芪等配伍

③ 固精缩尿止带药

本类药物酸涩收敛，主入肾、膀胱经，具有固精缩尿止带的作用。常用的有山茱萸、芡实、莲子、桑螵蛸、覆盆子、金樱子、鸡冠花等。

山茱萸 味酸、涩，性微温，入肝、肾经，6～12克。

功　　效	作用原理	性　　能	
酸涩微温质润入肝肾经	补益肝肾，固精缩尿，固冲任止血	眩晕耳鸣腰膝酸痛阳痿	六味地黄丸（肝肾阴虚之头晕）
			肾气丸（命门火衰，腰膝冷痛）
			肾虚阳痿，多与鹿茸、补骨脂、淫羊藿等同用
		遗精滑精遗尿尿频	六味地黄丸、肾气丸（肾虚精关不固）
			遗尿、尿频，常与沙苑子、覆盆子、桑螵蛸等同用
		月经过多崩漏带下	加味四物汤（冲任不固之崩漏、月经过多）
			固冲汤（脾气虚弱之漏下不止）
			带下不止，可与莲子、芡实、煅龙骨等同用
酸涩收敛	敛汗固脱	大汗虚脱	来复汤

芡实 味甘、涩，性平，入脾、肾经，常用量 9 ~ 15 克。

功　效	作用原理	性　　能	
甘涩收敛入脾肾经	益肾固精	腰膝酸软遗精滑精遗尿尿频	水陆二仙丹、金锁固精丸
	健脾除湿，收敛止泻	脾虚久泻	常与白术、茯苓、扁豆等同用
	益肾健脾，收敛固涩，除湿止带	白浊带下	脾肾两虚之带下，常与党参、白术、山药等同用
			易黄汤（湿热带下）

莲子 味甘、涩，性平，入脾、肾、心经，常用量 6 ~ 15 克。

功　效	作用原理	性　　能	
甘补涩敛入脾肾经	补益脾气，涩肠止泻	脾虚泄泻	参苓白术散
	补脾益肾，固涩止带	带下	脾虚带下，与茯苓、白术、山药等同用
			脾肾两虚，与山茱萸、山药、芡实等同用
味甘而涩入肾经	益肾固精	遗精滑精	金锁固精丸
甘平，入心肾经	交通心肾，宁心安神	心悸失眠	常与酸枣仁、茯神、远志等同用

金樱子 味酸、甘、涩，性平，入肾、膀胱、大肠经，常用量 6 ~ 12 克。

功　效	作用原理	性　　能	
味酸而涩功专固敛	固精缩尿，固崩止带	遗精滑精遗尿尿频	金樱子膏
			水陆二仙丹
		崩漏带下	崩漏下血，可与山茱萸、黄芪、阿胶等配伍
			带下不止，可与椿皮、海螵蛸、莲子等同用
	涩肠止泻	脾虚久泻久痢	秘元煎，也可单用浓煎服

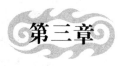

第三章

先问诊，后开药

问诊，是通过询问患者或陪诊者，了解疾病的发生、发展、治疗经过、现在症状和其他与疾病有关的情况，以诊察疾病的方法。

问诊是诊察疾病的重要方法，是临床诊察疾病的第一步，它可以弥补其他三种诊察方法之不足。在疾病的早期或某些情志致病，患者只有自察常见症状，如头痛、失眠等，而无明显客观体征，问诊就尤为重要，它能提示病变的重点，有利于疾病的早期诊断。正确的问诊往往能把医生的思维判断引入正确的轨道，有利于对疾病做出迅速准确的诊断。对复杂的疾病，也可通过问诊为下一步继续诊察提供线索。一般说来，患者的主观感觉最真切，某些病理信息，目前还不能用仪器测定，只有通过问诊才能获得真实的病情，在辨证中，问诊获得的资料所占比重较大，其资料最全面、最广泛。

症状是疾病的反映，是临床辨证的主要根据。通过问诊掌握患者的现在症状，可以了解目前疾病的主要矛盾，并围绕主要矛盾进行辨证，从而揭示疾病的本质，对疾病做出确切的判断。因此，询问现在症状是问诊中重要的一环。为求问得全面准确、无遗漏，一般是以张景岳"十问歌"为顺序。

《十问歌》即是："一问寒热二问汗，三问头身四问便，五问饮食六问胸，七聋八渴俱当辨，九问旧病十问因，再兼服药参机变；妇女尤必问经期，迟速闭崩皆可见；再添片语告儿科，天花麻疹全占验。"

问寒热

问寒热是询问患者有无冷与热的感觉。寒，即怕冷的感觉；热，即发热。患者体温高于正常，或者体温正常，但全身或局部有热的感觉，都称为发热。寒热的产生，主要取决于病邪的性质和机体的阴阳盛衰两个方面。因此，通过问患者寒热感觉可以辨别病变的寒热性质和阴阳盛衰等情况。

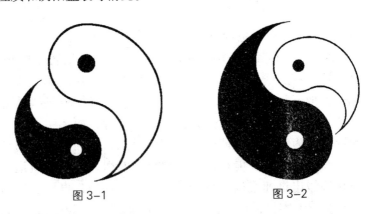

图 3-1   图 3-2

寒与热是临床常见症状，问诊时应注意询问患者有无寒与热的感觉，二者是问单独存在还是同时并见，还要注意询问寒热症状的轻重程度、出现的时间、持续时间的长短、临床表现特点及其兼症等。临床常见的寒热症状有以下4种情况：

1. 但寒不热

在通常的情况下，患者只有怕冷的感觉而无发热者，即为但寒不热。可见于外感病初起尚未发热之时，或者寒邪直中脏腑经络，以及内伤虚证等。根据患者怕冷感觉的不同特点，临床又分别称为恶风、恶寒、寒战、畏寒等。

恶风：是患者遇风则有怕风战抖的感觉，避风则缓。多为外感风邪所致。风邪在表，卫分受损，故遇风有冷感而避之可缓。此外，恶风还可见于素体肺卫气虚肌表不固者。

恶寒：是患者时时觉冷，虽加衣覆被、近火取暖仍不能解其寒。

多为外感病初起，卫气不能外达，肌表失其温煦而恶寒。此时虽加及衣火，仍不能使肌体的阳气宣达于表，故得温而寒冷感无明显缓解，可见于多种外感病的初期阶段，病性多属于实。

寒战：患者恶寒的同时伴有战栗者，称为寒战，是恶寒之甚，其病机、病性与恶寒同。

应注意，外感病中恶风、恶寒、寒战症状独立存在的时间很短，很快就会出现发热症状，成为恶寒发热或寒热往来。亦有少数病例存在时间较长，一般亦必然会出现发热，这些对于掌握疾病的进程有一定帮助。

畏寒：是患者自觉怕冷，但加衣被近火取暖可以缓解，称为畏寒，多为里寒证。机体内伤久病，阳气虚于内。或寒邪过盛，直中于里损伤阳气，温煦肌表无力而出现怕冷的感觉。

此时若加衣近火，防止阳气耗散，或以热助阳，使阳气暂时恢复，肌表得温，畏寒即可缓解。

2. 但热不寒

患者但觉发热而无怕冷的感觉，称为但热不寒。可见于里热证，由于热势轻重、时间长短及其变化规律的不同，临床上有壮热、潮热、微热之分。

壮热：即患者身发高热（体温超过39℃），持续不退，属里实热证。为风寒之邪入里化热或温热之邪内传于里，邪盛正实，交争剧烈，里热炽盛，蒸达于外所致。

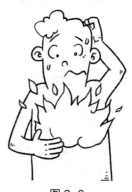

图 3-3

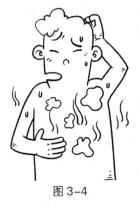

图 3-4

潮热：即患者定时发热或定时热甚，有一定规律，如潮汐之有定时，外感与内伤疾病中皆可见有潮热。

由于潮热的热势高低、持续时间不同，临床上又有以下三种情况：

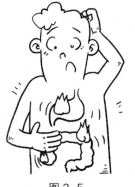

图 3-5

阳明潮热：此种潮热多见于《伤寒论》中的阳明腑实证，故称阳明潮热。其特点是热势较高，热退不净，多在日晡时热势加剧，因此又称日晡潮热。是由邪热蕴结胃肠，燥屎内结而致，病在阳明胃与大肠。

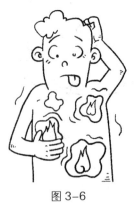

图 3-6

湿温潮热：此种潮热多见于温病中的湿温病，故称湿温潮热。其特点是患者虽自觉热甚，但初按肌肤多不甚热，扪之稍久才觉灼手。临床上又称之为身热不扬，多在午后热势加剧，退后热不净，是湿热病特有的一种热型，亦属潮热的范畴。

阴虚潮热：此种潮热多见于阴虚证候之中。其特点是午后或夜间发热加重，热势较低，往往仅能自我感觉，体温并不高，多见胸中烦热、手足心发热，故又称五心烦热。严重者有热自骨髓向外透发的感觉，则称为骨蒸潮热，是由各种原因致阴液亏少、虚阳偏亢而生内热。

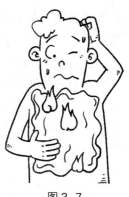

图 3-7

微热：即患者发热时间较长，热势较轻微，体温一般不超过 38℃，又称长期低热。可见于温病后期，内伤气虚、阴虚、小儿夏季热等病证中。温病后期，余邪未清，余热留恋，患者出现微热持续不退。

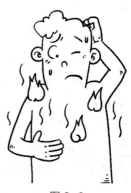

图 3-8

由气虚而引起的长期微热，又称为气虚发热。其特点是长期发热不止，热势较低，劳累后发热明显增重。其主要病机是因脾气虚，中气不足，无力升发敷布阳气，阳气不能宣泄而郁于肌表，故发热。劳则气耗，中气益虚，阳气更不得敷布，故郁热加重。

小儿夏季热：小儿在气候炎热时发热不已，至秋凉时不治自愈，亦属微热，是小儿气阴不足（体温调节功能尚不完善），不能适应夏令炎热气候所致。

3. 恶寒发热

恶寒与发热感觉并存称恶寒发热，它是外感表证的主要症状之一。出现恶寒发热症状的病理变化，是外感表证初起，外邪与卫阳之气相争的反应。外邪束表，郁遏卫阳，肌表失煦故恶寒，卫阳失宣，郁而发热。如果感受寒邪，可导致束表遏阳之势加重，恶寒症状显著；感受热邪，助阳而致阳盛，发热症状显著。

询问寒热的轻重不同表现，常可推断感受外邪的性质。如恶寒重，发热轻，多属外感风寒的表寒证。发热重，恶寒轻，多属外感风热的表热证。恶寒、发热，并有恶风、自汗、脉浮缓，多属外感表虚证。恶寒发热，兼有头痛、身痛、无汗、脉浮紧是外感表实证。有时根据寒热的轻重程度，亦可推测邪正盛衰。一般地说，邪轻正盛，恶寒发热皆轻；邪盛正实，恶寒发热皆重；邪盛正虚，恶寒重，发热轻。

4.寒热往来

患者恶寒与发热交替发作，其寒时自觉寒而不热，其热时自觉热而不寒。界线分明，一日一发或一日数发，可见于少阳病、温病及疟疾。

外邪侵入肌体，在由表入里的过程中，邪气停留于半表半里之间，既不能完全入里，正气又不能抗邪外出，此时邪气不太盛，正气亦未衰，正邪相争处于相持阶段，正胜邪弱则热，邪胜正衰则寒，一胜一负，一进一退，故见寒热往来。

问寒热总结		
恶寒发热	是指患者自觉寒冷，同时伴有体温升高	多见于外感表证，据其轻重不同和有关兼症，又可分为表寒证、表热证和太阳中风证
但寒不热	患者但感畏寒而无发热	多见于里寒证，根据发病的缓急和有关兼症又可分为虚寒证和实寒证
但热不寒	患者但感发热而无怕冷感觉	多见于里热证，按症状有壮热、潮热（阳明潮热、湿温潮热、阴虚潮热）和微热之分；按病机又有阴虚发热、气虚发热和小儿夏季热之别
寒热往来	恶寒与发热交替发作	是半表半里证的表现，可见于少阳病和疟疾

问汗

汗是津液所化生的，在体内为津液，经阳气蒸发从腠理外泄于肌表则为汗液。

正常人在过劳、剧烈运动、环境或饮食过热、情绪紧张等情况下皆可出汗，这属于正常现象。发生疾病时，各种因素影响了汗的生成与调节，可引起异常出汗。发病时出汗也有两重性：一方面出汗可以排出致病的邪气，促进机体恢复健康，是机体抗邪的正常反应。另一方面汗为津液所生，过度地出汗可耗伤津液，导致阴阳失衡的严重后果。问汗时要询问患者有无出汗、出汗的时间、部位、汗量有多少、出汗的特点、主要兼症以及出汗后症状的变化。常见有以下几种情况：

1. 无汗

外感内伤，新病久病都可见有全身无汗。外感病中，邪郁肌表，气不得宣，汗不能达，故无汗，属于卫气的调节功能失常。当邪气入里，耗伤营阴，亦无汗，属于津枯，而汗液生成障碍。内伤久病，无汗，病机复杂，可为肺气失于宣达，为汗的调节功能障碍；亦可为血少津亏，汗失生化之源，故无汗。

2. 有汗

病理上的发汗，有多种情况。凡营卫不密，内热壅盛，阴阳失调，皆可引起出汗异常而有汗。询问出汗的时间与汗量的多少、病程的长短，常能判断疾病在表在里、阴阳或盛或衰以及预后的良恶。

如患者有汗，病程短，伴有发热恶风等症状，属太阳中风表虚证，是外感风邪所致。

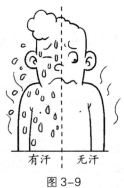

有汗 ｜ 无汗

图3-9

患者若大汗不已，伴有蒸蒸发热，面赤、口渴饮冷，属实热证，是里热炽盛，蒸津外泄，故汗出量多。此时邪气尚实，正气未虚，正邪相搏，汗出不止，汗出愈多，正气愈伤。

若冷汗淋漓，或汗出如油，伴有呼吸喘促，面色苍白，四肢厥冷，脉微欲绝，此时汗出常称为"脱汗""绝汗"。是久病重病正气大伤，阳气外脱，津液大泄，为正气已衰，阳亡阴竭的危候，预后不良。

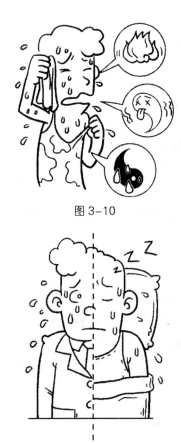

图 3-10

图 3-11

白天经常汗出不止，活动后尤甚，称为自汗。常常伴有神疲乏力，气短懒言或畏寒肢冷等症状，多因阳虚或气虚不能固护肌表，腠理疏松，玄府不密，津液外泄所致。因活动后阳气敷张外散，使气更虚，故出汗加重。因此，自汗多见于气虚或阳虚证。

患者经常睡则汗出，醒则汗止，称为盗汗。多伴有潮热、颧红、五心烦热、舌红脉细数等症，属阴虚。阴虚则虚热内生，睡时卫阳入里，肌表不密，虚热蒸津外泄，故盗汗出。醒后卫阳出表，玄府密闭，故汗止。

患者先恶寒战栗，表情痛苦，辗转挣扎，继而汗出者，称为战汗。多见外感热病的过程中，邪正相争剧烈之时，是疾病发展的转折点。战汗是邪正交争的表现，多属邪盛正虚，一旦阳气来复，邪正剧争，就可出现战汗。战汗的转归，一为汗出病退，脉静身凉，烦渴顿除，此为正气胜于邪气，病渐转愈，属佳象；一为战汗之后热势不退，症见烦躁，脉来急疾。此为正气虚弱，不能胜邪，而热复内陷，疾病恶化，属危象。

3. 局部汗

头汗：指患者仅头部或头颈部出汗较多。头汗多因上焦邪热；或中焦湿热上蒸，逼津外泄；或病危虚阳浮越于上所致。

半身汗：指半侧身体有汗，或半侧身体经常无汗，或上或下，或左或右。可见于中风先兆、中风、痿证、截瘫等病。多因患侧经络闭阻，气血运行不调所致。

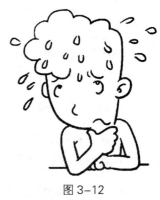

图 3-12

手足汗：指手心、足心出汗较多。多因热邪郁于内或阴虚阳亢，逼津外出而达于四肢所致。

表证辨汗	
表证无汗	多属外感寒邪之表寒证
表证有汗	多属外感风邪所致之太阳中风证

里证辨汗		
里证有汗	自汗	因气虚卫阳不固，腠理疏松，津液外泄，故见日间汗出
	盗汗	因阴虚化燥生热，且睡时卫阳入里，不能固密肌表，虚热蒸津外泄，故睡眠时汗出较多；又因醒后卫气复出于表，肌表固密，故醒则汗止
	大汗	有虚实之分，实热证见壮热汗出量多者，因表邪入里化热或风热内传，里热亢盛，津液外泄所致；亡阳证见冷汗淋漓者因阳气暴脱于外，不能固密津液，津无所依而随阳气外泄所致
	战汗	是指患者先恶寒战栗，表情痛苦，几经挣扎，而后汗出者，邪伏不去，正气来复，邪正剧争，则发寒战，是疾病发展的转折点
	黄汗	全身汗出色黄如柏汁，汗出黏衣者，称为黄汗。多为湿热交蒸，郁逼营卫气致。历节黄汗出，只在关节肿大部位溢出黄水称为历节病
里证无汗		常因阳气不足，蒸化无力，或津血亏耗，生化乏源所致

71

问疼痛

疼痛是临床常见的一种自觉症状。问诊时，应问清疼痛产生的原因、性质、部位、时间、喜恶等。

1.疼痛的原因

引起疼痛的原因很多，有外感，有内伤，其病机有虚有实，其中因不通则痛者属实证，不荣则痛者属虚证。

2.疼痛的性质

由于引起疼痛的病因病机不同，其疼痛的性质亦不同，临床可见如下几类：

胀痛	指疼痛兼有胀感的症状	是气滞作痛的特点	如胸、胁、脘、腹胀痛，多是气滞为患，但头目胀痛，则多因肝火上炎或肝阳上亢所致
刺痛	指疼痛如针刺之状的症状	是瘀血致痛的特点	如胸、胁、脘、腹等部位刺痛，多是瘀血阻滞，血行不畅所致
冷痛	指疼痛有冷感而喜暖的症状	常见于腰脊、脘腹、四肢关节等处	寒邪阻滞经络所致者，为实证；阳气亏虚，脏腑经脉失于温煦所致者，为虚证
灼痛	指疼痛有灼热感而喜凉的症状	火邪窜络所致者，为实证	阴虚火旺所致者，为虚证
重痛	指疼痛兼有沉重感的症状	多因湿邪困阻气机所致。由于湿性重浊黏滞，故湿邪阻滞经脉，气机不畅，使人有沉重而痛的感觉	但头重痛亦可因肝阳上亢，气血上壅所致。重痛常见于头部、四肢、腰部以及全身

续表

酸痛	指疼痛兼有酸软感的症状	多因湿邪侵袭肌肉关节，气血运行不畅所致	亦可因肾虚骨髓失养引起
绞痛	指痛势剧烈，如刀绞割的症状	多因有形实邪阻闭气机，或寒邪凝滞气机所致	如心脉痹阻所引起的真心痛，结石阻滞胆管所引起的上腹痛，寒邪犯胃所引起的胃脘痛等，皆具有绞痛的特点
空痛	指疼痛兼有空虚感的症状	多因气血亏虚，阴精不足，脏腑经脉失养所致	常见于头部或小腹部等处
隐痛	指疼痛不剧烈，尚可忍耐，但绵绵不休的症状	多因阳气精血亏虚，脏腑经脉失养所致	常见于头、胸、脘、腹等部位
走窜痛	指疼痛部位游走不定，或走窜攻冲作痛的症状	若胸、胁、脘、腹疼痛而走窜不定，称之为窜痛，多因气滞所致	四肢关节疼痛而游走不定，多见于痹病，因风邪偏胜所致
固定痛	指疼痛部位固定不移的症状	若胸、胁、脘、腹等处固定作痛，多是瘀血为患	若四肢关节固定作痛多因寒湿、湿邪阻滞，或热壅血瘀所致
掣痛	指抽掣牵引作痛，由一处连及他处的症状	也称引痛、彻痛	多因筋脉失养，或筋脉阻滞不通所致

3. 疼痛部位

　　询问疼痛的部位，可以判断疾病的位置及相应经络脏腑的变化情况。

　　（1）头痛　整个头部或头的前后、两侧部位的疼痛，皆称头痛，无论外感内伤皆可引起头痛。

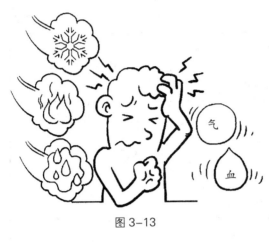

图 3-13

外感多由邪犯脑府，经络郁滞不畅所致，属实。

内伤多由湿邪阻滞，清阳不升，脑府失养，或肾精不足，髓海不充所致，属虚。脏腑功能失调产生的病理产物如痰饮、瘀血阻滞经络所致的疼痛，则或虚或实，或虚实夹杂。凡头痛较剧，痛无休止，并伴有外感表现者，为外感头痛。如头重如裹，肢重者属风湿头痛。凡头痛较轻，病程较长，时痛时止者，多为内伤头痛。如头痛隐隐，过劳则甚，属气虚头痛。如头痛隐隐，眩晕面白，属血虚头痛。头脑空痛，腰膝酸软，属肾虚头痛。如头痛晕沉，自汗便溏属脾虚头痛。凡头痛如刺，痛有定处，属血瘀头痛。凡头痛如裹，泛呕眩晕，属痰浊头痛。凡头胀痛，口苦咽干，属肝火上炎头痛。凡头痛，恶心呕吐，心下痞闷，食不下，属食积头痛。

头部不同部位的疼痛，一般与经络分布有关，如头项痛属太阳经病，前额痛属阳明经病，头侧部痛属少阳经病，头顶痛属厥阴经病，头痛连齿属少阴经病。

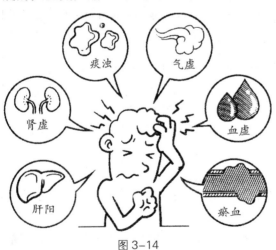

图 3-14

头痛连项	足太阳膀胱经
两侧头痛	足少阳胆经
前额头痛	足阳明胃经
巅顶头痛	足厥阴肝经

（2）胸痛　是指胸部正中或偏侧疼痛的自觉症状。胸居上焦，内藏心肺，所以胸病以心肺病变居多，胸病总由胸部气机不畅所致。

虚里憋闷，痛如针刺	胸痹（心脉瘀阻证）
胸痛剧烈，面青肢厥	真心痛
胸痛颧赤，潮热盗汗	肺痨
胸痛喘促，痰黄而稠	肺热病（肺热壅盛证）
胸痛咳唾，脓痰腥臭	肺痈（热壅血瘀证）
胸胁引痛，皮色不变	胁肋痛（痰凝血瘀证）

（3）胁痛　是指胁一侧或两侧疼痛。因胁为肝胆所居，又是肝胆经脉循行分布之处，故胁痛多属肝胆及其经脉的病变。

胀痛，太息易怒	肝郁气滞
胀痛，身目发黄	肝胆湿热
灼痛，面红目赤	肝胆火盛
掣痛，胁满咳唾	饮停胸胁（悬饮）

（4）胃脘痛　胃脘，包括整个胃体。胃上口贲门称上脘，胃下口幽门称下脘，界于上下口之间的胃体称中脘。胃脘痛即指胃痛而言。凡寒、热、食积、气滞等病因及机体脏腑功能失调累及于胃，皆可影响胃的气机通畅，而出现疼痛症状。

食后痛剧，痛处拒按	实证
食后痛减，痛处喜按	虚证

（5）腹痛　腹部范围较广，可分为大腹、小腹、少腹三部分。脐周围称为脐腹，属脾与小肠。脐以上统称大腹，包括脘部、左上腹、右上腹，属脾胃及肝胆。脐以下为小腹，属膀胱、胞宫、大小

肠。小腹两则为少腹，是肝经经脉所过之处。

根据疼痛的不同部位，可以测知疾病所在脏腑。根据疼痛的不同性质可以确定病因病性的不同。如大腹隐痛、便溏、喜温喜按，属脾胃虚寒。小腹胀痛，小便不利多为癃闭，病在膀胱。小腹刺痛，小便不利，为膀胱蓄血。少腹冷痛，牵引阴部，为寒凝肝脉。绕脐痛，起包块，按之可移者，为虫积腹痛。凡腹痛暴急剧烈、胀痛、拒按，得食痛甚者，多属实证。

外邪、气滞、血瘀、虫积食积	不通则痛	实证
脏腑气虚、血虚、阴虚、阳虚	不荣则痛	虚证

（6）腰痛　根据疼痛的性质可以判断致病的原因。如腰部冷痛，以脊骨痛为主，活动受限，多为寒湿痹证。腰部冷痛，小便清长，属肾虚。腰部刺痛，固定不移，属闪挫跌仆瘀血。

根据疼痛的部位，可判断邪留之处。如腰脊骨痛，多病在骨；如腰痛以两侧为主，多病在肾；如腰脊痛连及下肢者，多病在下肢经脉。腰痛连腹，绕如带状，多病在带脉。

酸软作痛	肾虚腰痛
冷痛沉重	寒湿痹病
刺痛难转	瘀血阻络
放射少腹	结石阻滞
腰痛连腹	带脉损伤

（7）背痛　根据疼痛的部位及性质，可以判断疼痛的病位和病因。如背痛连及头项，伴有外感表证，是风寒之邪客于太阳经；背冷痛伴畏寒肢冷，属阳虚；脊骨空痛，不可俯仰，多为精气亏虚，督脉受损。

脊痛难动	内伤督脉
背痛连项	风寒侵袭
肩背胀痛	寒湿入侵

（8）四肢痛　多由风寒湿邪侵犯经络、肌肉、关节，阻碍其气

血运行所致；亦有因脾虚、肾虚所致者。根据疼痛的部位及性质可以判断病变的原因、部位。

游走疼痛	风寒湿痹
红肿热痛	风湿热痹
痿软酸痛	脾虚精亏
足跟酸痛	年老肾虚

（9）周身痛　是指四肢、腰背等处皆有疼痛感觉。根据疼痛的性质及久暂，可判断病属外感或内伤。

新病身痛，项强脉浮	外感风寒、风湿
久病卧床，周身疼痛	营卫气血不畅

问周身其他不适

问周身其他不适，是指询问周身各部，如头、胸、胁、腹等处，除疼痛以外的其他症状。常见的周身其他不适症状有：头晕、目眩、目涩、视力减退、耳鸣、耳聋、重听、胸闷、心悸、腹胀、麻木等。临床问诊时，要询问有无其他不适症状及症状产生有无明显诱因、持续时间长短、表现特点、主要兼症等。

1. 头晕

是指患者自觉视物昏花旋转，轻者闭目可缓解，重者感觉天旋地转，不能站立，闭目亦不能缓解。

头晕胀痛，口苦，易怒，脉弦数者	多因肝火上炎、肝阳上亢、脑神被扰所致
头晕面白，神疲乏力，舌淡脉弱者	多因气血亏虚、脑失充养所致
头晕而重，如物缠裹，痰多苔腻者	多因痰湿内阻、清阳不升所致
头晕耳鸣，腰酸遗精者	多因肾虚精亏、髓海失养所致

2. 目痛、目眩、目涩、雀目

（1）目痛

痛剧者	多属实证
痛微者	多属虚证
目剧痛难忍，面红目赤者	多因肝火上炎所致
目赤肿痛，羞明多眵者	多因风热上袭所致
目微痛微赤，时痛时止而干涩者	多因阴虚火旺所致

（2）目眩　指患者自觉视物旋转动荡，如坐舟车，或眼前如有蚊蝇飞动的症状。

由肝阳上亢、肝火上炎、肝阳化风及痰湿上蒙清窍所致者	多属实证，或本虚标实证
由气虚、血亏、阴精不足、目失所养引起者	多属虚证

（3）目涩　指眼目干燥涩滞，或似有异物入目等不适感觉，伴有目赤、流泪，多属肝火上炎所致。若伴久视物加重，闭目静养减轻，多属血虚阴亏。

（4）雀目　一到黄昏视物不清，至天明视觉恢复正常的叫雀目，又称夜盲。多因肝血不足或肾阴损耗、目失所养而成。

3. 耳鸣、耳聋、重听

（1）耳鸣患者自觉耳内鸣响，如闻蝉鸣或潮水声，或左或右，或两侧同时鸣响，或时发时止，或持续不停，称为耳鸣。临床有虚实之分，若暴起耳鸣声大，用手按而鸣声不减，属实证，多因肝胆火盛所致；渐觉耳鸣，声音细小，以手按之，鸣声减轻，属虚证，多由肾虚精亏、髓海不充、耳失所养而成。

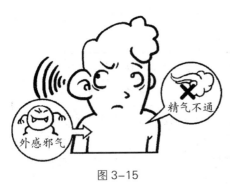

图 3-15

突发耳鸣，声大如雷，按之尤甚，或新起耳暴聋者	多属实证	因肝胆火扰、肝阳上亢，或痰火壅结、气血瘀阻、风邪上袭，或药毒损伤耳窍等所致
渐起耳鸣，声细如蝉，按之可减，或耳渐失聪而听力减退者	多属虚证	可因肾精亏虚，或脾气亏虚、清阳不升，或肝阴、肝血不足、耳窍失养所致

（2）耳聋　即患者听觉丧失的症状，常由耳鸣发展而成。新病突发耳聋多属实证，因邪气蒙蔽清窍，清窍失养所致；渐聋多属虚证，多因脏腑虚损而成。一般而言，虚证多而实证少，实证易治，虚证难治。

（3）重听　是听声音不清楚，往往引起错觉，即听力减退的表现，多因肾虚或风邪外入所致。

4. 胸闷

胸部有堵塞不畅、满闷不舒的感觉，称为胸闷，亦称胸痞、胸满，多因胸部气机不畅所致。由于可造成胸部气机不畅的原因很多，因此胸闷一症可出现于多种病证之中。

5. 心悸怔忡

在正常的条件下，患者即自觉心跳异常，心慌不安，不能自主，称为心悸。若因惊而悸称为惊悸。心悸多为自发，惊悸多因惊而悸。怔忡是心悸与惊悸的进一步发展，心中悸动较剧、持续时间较长，病情较重。引起心悸的原因很多，主要是造成心神浮动所致。如心阳亏虚，鼓动乏力；气血不足，心失所养；阴虚火旺，心神被扰；水饮内停，上犯凌心；痰浊阻滞，心气不调；气滞血瘀，扰动心神等，皆可使心神不宁而出现心悸、惊悸或怔忡的症状。

6. 腹胀

腹胀是指腹部饱胀，满闷，如有物支撑的感觉，或有腹部增大的表现。引起腹胀的病因很多，其证有虚、有实，有寒、有热。其病机却总以气机不畅为主，虚则气不运，实则气郁滞。实证可见于寒湿犯胃、阳明腑实、食积胃肠、肝气郁滞、痰饮内停等证。虚证多见脾虚。腹部的范围较广，不同部位之腹胀揭示不同病变。如上腹部胀，多属脾胃病变；小腹部胀，多属膀胱病变；胁下部胀，多属肝胆病变。

7. 麻木

麻木是指知觉减弱或消失的一种病症，多见于头面四肢部，可因气血不足或风痰湿邪阻络、气滞血瘀等引起，其主要病机为经脉失去气血营养所致。

问饮食口味

问饮食与口味包括询问口渴、饮水、进食、口味等几个方面，应注意有无口渴、饮水多少、喜冷喜热、食欲情况、食量多少，食物的精恶、口中有无异常的味觉和气味等情况。

1. 问口渴与饮水

询问患者口渴与饮水的情况，可以了解患者津液的盛衰和输布情况以及病证的寒热虚实。口不渴为津液未伤，见于寒证或无明显热邪之证。口渴总由津液不足或输布障碍所致。临床可见如下情况。

（1）口渴多饮

口干欲饮，饮水则舒	津液已伤（热证，燥证）
口干微渴，发热咽痛	伤津较轻（温病初期）
大渴饮冷，面赤汗出	津液大伤（阳明热盛）
口渴夜甚，盗汗烦热	阴虚津亏（肺痨、瘰疬）
口渴多饮，尿多消瘦	水不化津（消渴病，夏季热）

（2）渴不多饮：即患者虽有口干或口渴感觉，但又不想喝水或饮水不多。

渴不多饮，烦闷苔腻	湿热证（气化障碍）
渴不多饮，身热夜甚	营分证（热蒸营阴）
渴喜热饮，饮水不多	痰饮内停（津不上承）
口干欲饮，漱而不咽	瘀血内阻（津失输布）

临床上口渴与饮水的辨证应根据口渴的特点、饮水的多少和有关兼症来加以综合分析。

2.问食欲与食量

询问患者的食欲与食量，可以判断患者脾胃功能的强弱，疾病的轻重及预后。

（1）食欲减退与厌食　食欲减退，又称纳呆、纳少，即患者不思进食。厌食又称恶食，即厌恶食物。不思饮食与厌恶食物，大体上有两种情况：一是不知饥饿不欲食，二是虽饥亦不欲食或厌恶食物，二者病机均属脾胃不和消化吸收功能减弱所致。

①食欲减退　患者不欲食，食量减少，多见于脾胃气虚、湿邪困脾等证。

新病食欲减退	正气抗邪的保护反应
久病食欲减退，面萎神疲	脾胃虚弱
食少纳呆，身困脘闷	湿邪困脾，食滞胃脘

②厌食　多因伤食而致。若妇女妊娠初期，厌食呕吐者，为妊娠恶阻。

厌恶食物，嗳腐脘胀	食积胃脘（受纳失常）
厌食油腻，脘腹胀满	脾胃湿热
厌食油腻，胁肋胀痛	肝胆湿热
孕妇厌食	冲脉之气上逆，妊娠恶阻

③饥不欲食　是患者感觉饥饿而又不想进食，或进食很少，亦属食欲减退范畴，可见于胃阴不足证。

（2）多食易饥　是患者食欲亢进，食量较多，食后不久即感饥饿，又称为消谷善饥，临床多伴有身体逐渐消瘦等症状，可见于胃火亢盛、胃强脾弱等证，亦可见于消渴病，由胃的腐熟太过而致。

多食易饥，口臭龈肿	胃火炽盛（腐熟太过）
消谷善饥，多饮消瘦	消渴病
多食易饥，大便溏泻	胃强脾弱

（3）偏嗜　是指嗜食某种食物或某种异物。其中偏嗜异物者，又称异嗜，若小儿异嗜，喜吃泥土、生米等异物，多属虫积。若妇女已婚停经而嗜食酸味，多为妊娠。

询问食欲与食量时，还应注意进食情况如何。如患者喜进热食，多属寒证；喜进冷食，多属热证。进食后稍安，多属虚证；进食后加重，多属实证或虚中夹实证。疾病过程中，食欲渐复，表示胃气渐复，预后良好；反之，食欲渐退，食量渐减，表示胃气渐衰，预后多不良。若病重不能食，突然暴食，食量较多，是脾胃之气将绝的危象，称除中。实际上是中气衰败，死亡前兆，属"回光返照"的一种表现。

3. 口味

口味，是指患者口中的异常味觉。

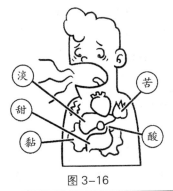

图 3-16

偏嗜肥甘	生痰湿
偏嗜生冷	伤脾胃
偏嗜辛辣	胃火盛

口淡	脾胃虚寒（不化水湿，寒湿上泛）
口苦	心火上炎，肝胆火旺
口甜	湿热蕴脾
口酸	脾胃食滞（腐化生酸，上流于口），肝胃不和（胃失和降，流吐酸水）
口涩	燥热伤津（口失津润），脏腑热盛（气火上逆）
口咸	肾虚水泛（上溢于口）
口黏	痰热内盛，湿热中阻

问大便

健康人一般一日或两日大便一次，为黄色成形软便，排便顺利通畅，如受疾病的影响，其消化功能失职则有黏液及未消化食物等粪便。气血津液失调，脏腑功能失常，即可使排便次数和排便感觉等出现异常。

1. 便次异常

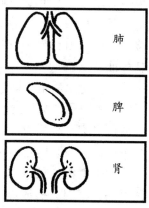

图 3-17

便次异常，是排便次数增多或减少，超过了正常范围，有便秘与泄泻之分。

（1）便秘　即大便秘结。指粪便在肠内滞留过久，排便间隔时间延长，便次减少，通常在四至七天以上排便一次，称为便秘。其病机多由大肠传导功能失常所致，可见于胃肠积热、气机郁滞、气血津亏、阴寒凝结等证。

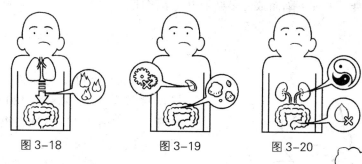

图 3-18　　　　图 3-19　　　　图 3-20

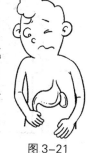

（2）溏泻　又称便溏或泄泻，即大便稀软不成形，甚则呈水样，排便间隔时间缩短，便次增多，日三四次以上。多由脾胃功能失调、水停肠道、大肠传导亢进所致，可见于脾虚、肾阳虚、肝郁乘脾、伤食、湿热蕴结大肠，或感受外邪等证。

图 3-21

83

2. 排便感觉异常

排便感觉异常，是指排便时有明显不适感觉，病因病机不同，产生的感觉亦不同。

（1）肛门灼热　是指排便时肛门有烧灼感。其病机由大肠湿热蕴结而致，可见于湿热泄泻、暑湿泄泻等证。

（2）排便不爽：即腹痛且排便不通畅爽快，而有滞涩难尽之感，多由肠道气机不畅所致，可见于肝郁犯脾、伤食泄泻、湿热蕴结等证。

（3）里急后重　即腹痛窘迫，时时欲泻，肛门重坠，便出不爽。紧急而不可耐，称里急；排便时，便量极少，肛门重坠，便出不爽，或欲便又无，称后重，二者合而称之里急后重，是痢疾病证中的一个主症，多因湿热之邪内阻、肠道气滞所致。

（4）滑泻失禁　即久泻不愈，大便不能控制，呈滑出之状，又称滑泻，多因久病体虚、脾肾阳虚衰、肛门失约而致，可见于脾阳虚衰、肾阳虚衰，或脾肾阳衰等证。

（5）肛门气坠　即肛门有重坠向下之感，甚则肛欲脱出，多因脾气虚衰，中气下陷而致，多见于中气下陷证。

问小便

在一般情况下，健康人一昼夜排尿量约为1000～1800毫升，尿次白天3～5次，夜间0～1次。排尿次数、尿量，可受饮水、气温、出汗、年龄等因素的影响而略有不同。受疾病的影响若机体的津液营血不足，气化功能失常，水饮停留等，即可使排尿次数、尿量及排尿时的感觉出现异常情况。

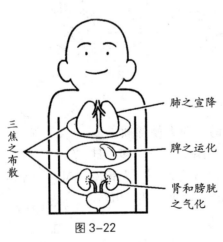

三焦之布散

肺之宣降

脾之运化

肾和膀胱之气化

图3-22

1. 尿量异常

是指昼夜尿量过多或过少，超出正常范围。

（1）尿量增多　多因寒凝气机，水气不化，或肾阳虚衰，阳不化气，水液外泄而量多，可见于虚寒证，肾阳虚证及消渴病中。

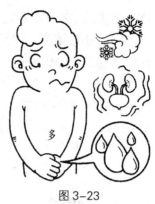

图 3-23

（2）尿量减少　可因机体津液亏乏，尿液化源不足或尿道阻滞或阳气虚衰，气化无权，水湿不能下入膀胱而泛溢于肌肤而致，可见于实热证、汗吐下证、水肿病及癃闭、淋证等病证之中。

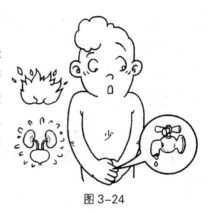

图 3-24

2. 排尿次数异常

（1）排尿次数增多　又叫小便频数，多由膀胱气化功能失职而致，多见于下焦湿热、下焦虚寒、肾气不固等证。

（2）排尿次数减少　可见于癃闭，在排尿异常中介绍。

3. 排尿异常

是指排尿感觉和排尿过程发生变化，出现异常情况，如尿痛、癃

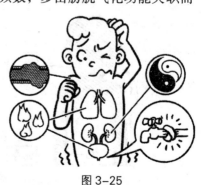

图 3-25

85

闭、尿失禁、遗尿、尿闭等。

（1）小便涩痛　即排尿不畅，且伴有急迫灼热疼痛感，多为湿热流入膀胱，灼伤经脉，气机不畅而致，可见于淋证。

（2）癃闭　小便不畅，点滴而出为癃；小便不通，点滴不出为闭，一般多统称为癃闭。病机有虚有实，实者多为湿热蕴结、肝气郁结或瘀血、结石阻塞尿道而致，虚者多为年老气虚，肾阳虚衰，膀胱气化不利而致。

（3）余沥不尽　即小便后点滴不禁，多为肾气不固所致。

4. 小便失禁

是指小便不能随意识控制而自行遗出，多为肾气不足，下元不固，或下焦虚寒，膀胱失煦，不能制约水液而致。若患者神志昏迷，而小便自遗，则病情危重。

5. 遗尿

是指睡眠中小便自行排出，俗称尿床，多见于儿童，其基本病机为膀胱失于约束，可见于肾阴、肾阳不足，脾虚气陷等证。

问睡眠

睡眠与人体卫气循行和阴阳盛衰有关。在正常情况下，卫气昼行于阳经，阳气盛，则人醒；夜行于阴经，阴气盛，则入睡。问睡

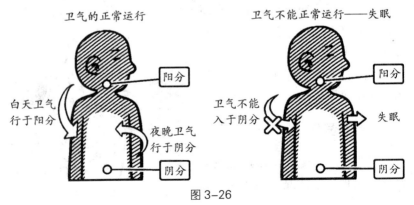

图 3-26

眠，应了解患者有无失眠或嗜睡，睡眠时间的长短、入睡难易、有梦无梦等，临床常见的睡眠失常有失眠、嗜睡。

1. 失眠

失眠又称不寐、不得眠，是指经常不易入睡，或睡而易醒，不易再睡，或睡而不酣，易于惊醒，甚至彻夜不眠的表现。其病机是阳不入阴，神不守舍。

2. 嗜睡

又称多眠，是指神疲困

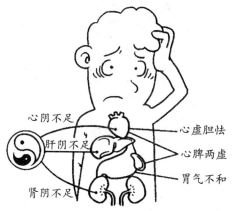

图 3-27

倦，睡意很浓，经常不自主地入睡。其轻者神志清楚，呼之可醒而应，精神极度疲惫，困倦易睡，或似睡而非睡的状态，称为但欲寐。如日夜沉睡，呼应可醒，神志朦胧，偶可对答，称为昏睡。嗜睡则为神气不足而致。湿邪困阻，清阳不升；脾气虚弱，中气不足，不能上荣，皆可使精明之府失于清阳之荣，故出现嗜睡。

问妇科

妇女有月经、带下、妊娠、产育等生理特点，发生疾病时，常能引起上述方面的病理改变。因此，对青春期开始之后的女性患者，除了一般的问诊内容外，还应注意询问其经、带等情况，作为妇科或一般疾病的诊断与辨证的依据。

1. 问月经

应注意询问月经的周期，行经的天数，月经的量、色、质，有无闭经或行经腹痛等表现。

（1）经期　即月经的周期，是指每次月经相隔的时间，正常约为 28 ~ 32 天，经期异常主要表现为月经先期、月经后期和月经先后不定期。

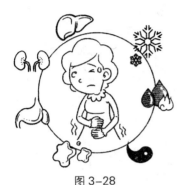

图 3-28

月经先期：月经周期提前八九天以上，称为月经先期，多因血热妄行，或气虚不摄而致。

月经后期：月经周期错后八九天以上，称月经后期，多因血寒、血虚、血瘀而致。

月经先后不定期：月经超前与错后不定，相差时间多在八九天以上者，称为月经先后不定期，又称月经紊乱，多因情志不舒，肝气郁结，失于条达，气机逆乱，或者脾肾虚衰，气血不足，冲任失调，或瘀血内阻，气血不畅，经期

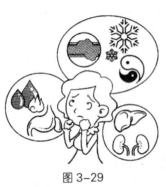

图 3-29

错乱，故月经先后不定期。

（2）经量 月经的出血量，称为经量，正常平均约为50毫升左右，可略有差异，经量的异常主要表现为月经过多和月经过少。

月经过多：每次月经量超过100毫升，称为月经过多，多因血热妄行，瘀血内阻，气虚不摄而致。

月经量少：每次月经量少于30毫升，称为月经过少。多因寒凝，经血不至，或血虚、经血化源不足，或血瘀、经行不畅而致。

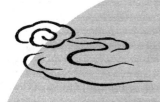

下　篇
应用篇

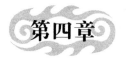

第四章

治疗感染性疾病的中药方

流行性感冒

流行性感冒简称流感，是由流感病毒引起的急性呼吸道传染病。人类流感病毒分为甲、乙、丙三型，流感病毒主要通过飞沫传播。甲型流感除散发外，还可以暴发流行；乙型和丙型流感一般仅为散发或小流行。流感的流行具有一定的季节性规律，我国北方地区一般发生在冬季，而南方主要在夏季和冬季。临床特征为起病急，全身中毒症状明显，如高热、头痛、全身酸痛等，而呼吸道症状较轻。一般病程短，通常为自限性。婴幼儿、老年人及免疫力低下者则可并发肺炎等症，重症者可危及生命。该病潜伏期6小时至4日。因流行性感冒具有传染性，所以应注意隔离并处理好病人的痰。在流行期间，应尽量避免到公共场合或人群集中的地方活动，以减少传染的机会。

临床表现：

（1）呼吸道症状　鼻塞、流涕、咽部干痒疼痛、咳嗽等。

（2）全身症状　轻重不一，典型者突发高热，畏寒寒战，体温常高达39～40℃，伴头痛、全身肌肉酸痛、疲乏、食欲减退等。发热多于1～2日达高峰，3～4日内消退，乏力可持续1～2周。

3）肺部并发症　主要有三种类型：①原发性流感病毒肺炎，临床上高热持续不退，伴阵咳、气短、发绀、血痰等症状；从痰液中可分离到流感病毒。②继发性细菌性肺炎，病原菌主要为金黄色葡萄球菌、肺炎球菌、流感杆菌等，临床特点与一般细菌肺炎同。可于起病 2 ~ 4 日后病情加重，高热伴寒战，咳黄脓痰。从痰液中能检出致病菌。③流感病毒及细菌性肺炎，病初表现为病毒性肺炎，1 ~ 2 日内出现寒战、高热、咳痰、胸痛及肺实变体征等细菌性肺炎症状。除流感抗体升高外，也可以从痰液中找到致病菌。

（4）肺外并发症　主要包括：①中毒性休克综合征。②横纹肌溶解症，表现为肌痛、肌无力。可并发急性肾衰竭。③ Reye 综合征，主要见于儿童，在流感发病退热后出现恶心、呕吐，继而嗜睡、惊厥及至昏迷，同时有肝功能异常。

实验室检查：

（1）血象　白细胞一般不增高，中性粒细胞偏少，淋巴细胞相对增高。

（2）其他　根据细胞学、血清学和病毒分离确诊。

下列方剂大多具有清热解毒的功效，所以每首方剂功用中不再重复说明。

1.预防流感

贯众

【组成】　贯众 10 ~ 15 克。

【主治】　预防流感。

【方解】　现代研究证明贯众对流感病毒、乙脑病毒、腮腺炎病毒等有抑制作用。

【用法】　水煎服，每日 2 ~ 4 次，也可用于预防感冒。

【来源】　民间。

贯众甘草汤

【组成】　贯众 9 克，甘草 3 克。

【主治】　预防流感。

【方解】　贯众、甘草清热解毒。贯众对病毒有抑制作用，甘草有抗炎、抗过敏的作用，二者连用可预防流感。

【用法】　加水适量，煎 15 分钟，趁热服。连服三至四天，儿童减半。

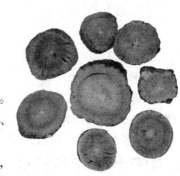

图 4-1　甘草

【来源】 民间。

白萝卜

【组成】 白萝卜 250 克, 醋适量。

【主治】 预防流感, 也可用于预防感冒。

【方解】 白萝卜辛、甘、凉, 入肺、胃经, 含有葡萄糖、蔗糖、果糖、维生素 D 和 C、多种氨基酸、香豆酸、咖啡酸等成分, 具有消食化痰、生津解毒等功效。醋, 酸、苦, 温, 入肝、胃经, 含醋酸、琥珀酸、草酸、糖类、氨基酸等, 有活血散瘀、消食化积、消肿软坚、解毒疗疮的功效, 可用于预防流行性感冒、流行性腮腺炎、流行性脑脊髓膜炎等。

【用法】 白萝卜洗净, 切丝, 加醋适量调匀, 腌渍 2 小时左右, 当菜下饭（或分数次食之）。每日可食 1 ~ 2 次, 连用 3 ~ 5 天。

【来源】 民间。

野菊鱼腥草方

【组成】 野菊花 15 克, 鱼腥草 10 克, 银花藤 10 克。

【主治】 预防流感。

【方解】 野菊花苦寒清泄, 味辛发散, 长于清热解毒, 消散痈肿。凡热毒诸证及肝热目疾多可选用。鱼腥草含鱼腥草素、挥发油等, 对金黄色葡萄球菌、肺炎双球菌、痢疾杆菌、结核杆菌等均有不同程度的抑制作用; 其煎剂有抗病毒、镇痛、镇咳、止血、抗炎、提高机体免疫力等作用, 银花藤清热解毒。

【用法】 水煎服, 日 1 剂, 每日服 3 次。

【来源】 民间。

板蓝根煎

【组成】 板蓝根 18 克。

【主治】 预防流感。

【方解】 板蓝根苦寒, 有清热解毒、凉血利咽之功, 善治热毒致大头瘟毒、头面红肿、咽喉肿痛等。板蓝根水煎剂对金黄色葡萄球菌等多种细菌及病毒均有抑制作用, 并具抗内毒素、抗癌作用。板蓝根多糖可增强免疫功能。

【用法】 水煎, 3 天为一个疗程。

【来源】　民间。

葱白煎

【组成】　葱白3根。

【主治】　预防流感。

【方解】　葱为百合种植物，辛，温。入肺、胃经，含有挥发油、维生素、烟酸、钙、磷、铁等。有发汗解表、驱虫、解毒等作用，用于风寒感冒、乳痈、疮肿等。

【用法】　水煎服，连服3天。葱白榨取汁，滴入鼻孔，每日1次，每次2至3滴，可预防感冒。

【来源】　民间。

苏薄藿香汤

【组成】　苏叶、薄荷、藿香各3克。

【主治】　预防流感。

【方解】　现代研究表明，苏叶煎剂或浸剂有解热、抗菌作用，能减少支气管黏膜分泌物，缓解支气管痉挛。薄荷全草含挥发油（薄荷油），有抑制病毒及多种细菌、驱虫、祛痰作用。藿香对多种致病性真菌、钩端螺旋体、鼻病毒等有一定抑制作用，藿香油对豚鼠离体气管平滑肌有松弛作用。

【用法】　水煎服，连服3天。

【来源】　民间。

薄荷芦根汤

【组成】　薄荷10克，芦根30克。

【功用】　辛凉解表，利咽。

【主治】　预防流感。适宜于外感风热，咽干口燥，而有感冒征兆者。

【用法】　先煎芦根，约15分钟后，再入薄荷煎5分钟即可。代茶，频频饮服。

【来源】　《中国民间名医偏方》。

【按】　芦根所含多糖有免疫促进作用及显著的抗癌活性，芦根体外实验对β—溶血链球菌有抑制作用，还有镇静、镇吐及溶解胆结石等作用。

马鞭草方

【组成】 鲜马鞭草 30 克，羌活 15 克，青蒿 30 克。

【加减】 如咽痛加桔梗 15 克。

【主治】 预防流感、感冒。

【用法】 水煎浓汁 2 小杯，分 2 次服，连服 2 ~ 3 天。

【来源】《中国民间名医偏方》。

【按】 马鞭草有清热解毒、活血通经、利水消肿等功效，本品的水煎及醇提取物有抗炎、镇痛、镇咳作用，还能通过调节体温中枢而解热。

苦瓜汤

【组成】 苦瓜 50 ~ 100 克。

【功用】 预防流感。

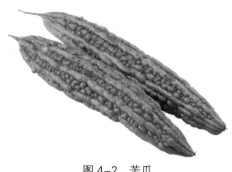

图 4-2 苦瓜

【方解】 苦瓜苦、寒，入心、脾、胃经，含苦瓜甙、多种氨基酸、半乳糖醛酸等，有清热祛暑，明目解毒的作用。

【用法】 将苦瓜洗净、切片，水煮，开锅 5 分钟后，食瓜喝汤。每日 1 次，连用 3 ~ 5 日。

【来源】 民间。

大蒜汁

【组成】 大蒜适量。

【主治】 预防流感。

【方解】 大蒜有解毒杀虫、止咳祛痰、通窍等作用，有较强的广谱抗菌作用，对多种病菌有明显的抑制和杀灭作用，能杀灭流感病毒、阿米巴原虫及滴虫等。此外，大蒜还有抗肿瘤作用。

【用法】 大蒜捣汁，用棉棒蘸汁，涂抹鼻孔，每日 3 次。

【来源】 民间。

2. 风寒束表

败毒散（又名人参败毒散）

【组成】　柴胡、生姜、薄荷、前胡、川芎、枳壳、羌活、独活、茯苓、桔梗炒、人参各9克，甘草5克。

【加减】　用于疮病初起，去人参，加金银花、连翘以清热解毒，散结消肿；用于风毒瘾疹，加蝉蜕、苦参以疏风止痒，清热除湿。

【功用】　散寒祛湿，益气解表。

【主治】　气虚外感证，另常用于感冒、支气管炎、过敏性皮炎、荨麻疹、湿疹、皮肤瘙痒症等属风寒夹湿者。

【方解】　方中羌活、独活辛温发散，通治一身上下之风寒湿邪。川芎行气祛风，柴胡疏散解肌，助羌、独活散外邪，除疼痛。桔梗宣肺，枳壳降气，前胡祛痰，茯苓渗湿，以宣利肺气化痰止咳。甘草调和诸药兼以益气和中，生姜发散风寒，薄荷透散郁热。佐人参大补脾肺之气，兼生津，扶正祛邪且散中有补。

【用法】　上为末，每服6克，入生姜、薄荷煎。

【来源】　《小儿药证直诀》。

【注意事项】　本方适宜治疗体质素虚，又外感风寒湿邪所致的气虚外感病证。本方为辛温香燥之剂，外感风热、邪已入里化热及阴虚外感者，均忌用。

荆防败毒散

【组成】　羌活、柴胡、前胡、枳壳、茯苓、荆芥、防风、桔梗、川芎各5克，甘草3克。

【功用】　发汗解表，散风祛湿。

【主治】　外感风寒湿邪，以及时疫疟疾、痢疾、疮疡具有风寒湿表证者，常用于感冒、流行性腮腺炎、急性扁桃体炎、荨麻疹、急性卡他性中耳炎、皮肤痈、疖、急性菌痢、眼睑炎等。

【方解】　本方比败毒散少人参、生姜、薄荷，而多荆芥、防风。两方之功效大致相同，但本方祛风寒之力较强，多用于感受风寒湿邪较重者；败毒散则适用于正气不足，而感受风寒挟湿者。

【用法】 水煎服。

【来源】 《摄生众妙方》。

【注意事项】 该方辛温解表药物较多，散邪能力较强，用于外感风寒湿邪，证情较重而体质不虚者。

病毒性肝炎

病毒性肝炎是由多种肝炎病毒引起的传染性疾病，具有传染性强、传播途径复杂、发病率高、病程迁延等特点。临床以乏力、食欲减退、恶心呕吐、肝大及肝功能损害为特征。部分病人可有黄疸和发热，隐性感染较为多见。一般可分为甲型、乙型、丙型、丁型和戊型肝炎五种，其中以乙型肝炎发病率较高、危害性最大。根据其临床表现，病毒性肝炎又分为急性黄疸型肝炎、急性无黄疸型肝炎、慢性肝炎和重症肝炎。急性肝炎患者大多在 6 个月内恢复，乙型、丙型和丁型肝炎易转为慢性，少数可发展为肝硬化，极少数呈重症肝炎，慢性乙型和丙型肝炎与肝细胞癌的发生有密切关系。中医认为，黄疸型肝炎属"黄疸"范畴，无黄疸型肝炎和慢性肝炎多属胁痛、湿阻、癥积等范畴，而重症肝炎多属急黄范畴。

1. 急性肝炎

保肝汤

【组成】 茵陈 30 ~ 60 克，连翘 15 ~ 18 克，蒲公英、葛根、苍术、川厚朴、郁金、丹参各 15 克，柴胡 10 ~ 15 克，白芍、板蓝根各 12 克，当归、白术、茯苓各 10 克，升麻 6 ~ 10 克，甘草 6 克。

【加减】 黄疸重者加赤芍、生大黄，胁肋胀痛者加青皮、金钱草，恶心纳呆者加半夏、竹茹，腹胀满者加莱菔子、枳壳，HBsAg 阳性者加蚤休、虎杖。

【功用】 清热解毒，利湿活血。

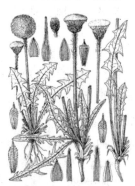

图 4-3 蒲公英

【主治】　急性病毒性肝炎，湿热毒邪壅结中焦。

【用法】　每日 1 剂，水煎服，小儿用量酌减。

【来源】　杨德祥等，《甘肃中医》，1995。

【疗效】　据报道以本方治疗 100 例急性病毒性肝炎患者，总有效率为 99%。其中 20 例 HBsAg 阳性者，治疗 2 个月后复查，转阴者 7 例。

板芩汤

【组成】　板蓝根 60 克，黄芩 30 克。

【功用】　清热解毒。

【主治】　急性病毒性肝炎证属热毒蕴结者。

【用法】　水煎，每日 1 剂，分 2 次服。

【来源】　《传染病证治从新》。

【按】　板蓝根清热解毒，凉血利咽。现代研究证明板蓝根有抗病原微生物、增强免疫力、抗内毒素等作用。黄芩有抗病毒的作用，体外实验表明，能抑制乙肝病毒 DNA 的复制。

茵陈金钱草玉米须粥

【组成】　茵陈、金钱草、玉米须各 20 克，大米一把，白糖适量。

【功用】　清热利胆，利尿退黄。

【主治】　小儿急性黄疸型肝炎，伴发热，巩膜皮肤黄染，尿如浓茶色。

【用法】　将茵陈、金钱草、玉米须一起入锅，加水 3 碗，煎煮 30 分钟，滤掉药渣。大米淘净，加入药液中，继续加热煮成粥，加白糖适量调味。每日 1 剂，分 2 次吃完，连服数日，至黄染消退。也可单用玉米须煎汤，代茶水饮服。

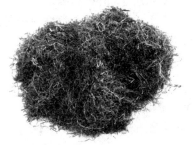

图 4-4　玉米须

【来源】《小儿常见食疗方》。

【按】　茵陈具有清利湿热、退黄疸功效，现代药理茵陈有利胆、保肝、抗病毒等作用。

五味子肝炎方

【组成】 五味子90克（以北五味子最佳）。

【主治】 急慢性肝炎均可用。

【用法】 五味子烘干研为细末，每次服3克（儿童1～2克），每日3次，30天为1疗程。

【来源】 《偏方巧治指南》。

【注意事项】 该方对降低转氨酶疗效甚佳。为防止转氨酶下降后因停药过早引起回升，一般应在转氨酶恢复2～4周后方可停药。

【按】 现代医学研究表明，五味子能促进肝糖原生成，降低谷丙转氨酶，保护肝脏，有抗溃疡及应激、抗病毒、抑菌等作用。

大小蓟方

【组成】 大、小蓟鲜草适量。

【主治】 此方用于急性肝炎。

【用法】 捣烂绞汁，温后服之，每次1小杯。

【来源】 《草药偏方治百病》。

【按】 大、小蓟均具有抗菌、止血等作用。

麻黄连翘赤小豆汤

【组成】 麻黄6克，连翘10克，赤小豆20克，梓白皮10克，杏仁10克，甘草6克，姜、枣为引。

【功用】 清热利湿，疏肝利胆。

【主治】 适用于急性黄疸型肝炎证属太阳寒邪未去、阳明湿热、内蒸肝胆、胆汁溢泛者。

【用法】 水煎，每日1剂，分2次服。

【来源】 《伤寒论》。

茵陈蒿汤加味

【组成】 茵陈30～60克，山栀10克，生大黄6～10克（后下），黄柏10克，车前子15～30克（包煎）、金钱草30～45克，白花蛇舌草30克，田基黄40克。

【加减】 呕吐明显加竹茹10克、黄连5克；热盛口渴甚者，加鲜石斛、鲜芦根各30～60克（无鲜品可用干品30克代替）；胁部疼痛者，加柴胡、郁金各6～10克；脘腹胀闷者，加厚朴、大腹皮、莱菔子各 6 ~ 10 克；纳呆者，加炒谷、麦芽各 15 ~ 30 克。

【功用】　清热利湿。

【主治】　湿热郁蒸。目黄身黄，其色鲜明，发热，口渴，心烦，恶心呕吐，食欲缺乏，乏力，小便黄赤，大便秘结，或腹部胀满，舌苔黄腻，脉弦数。

【用法】　水煎服。

【来源】　《病毒性疾病的中医治疗》。

鲜车前草

【组成】　鲜车前草。

【主治】　治急性黄疸型肝炎。

【用法】　捣烂采取汁数碗，日夜频服。

【来源】　《病毒性疾病的中医治疗》。

【按】　鲜车前草清热利尿，祛痰，凉血解毒。

茵陈五苓散加减

【组成】　茵陈 30 ~ 45 克，茯苓、猪苓各 30 克，泽泻、车前子、白术各 15 克，薏苡仁、大腹皮各 25 克，厚朴、枳壳各 10 克，柴胡 6 ~ 9 克，炒谷、麦芽各 20 克，

【加减】　湿重苔白腻者，加苍术、白蔻仁各 10 克；肝区疼痛较明显者，加白芍 15 克、香附或川楝子 10 克，延胡索 8 克。

【功用】　利湿清热，理气健脾。

【主治】　湿热气滞。身目发黄但不甚鲜明或较暗淡，多无发热或身热不扬，头重身困，口不渴或渴欲热饮，纳呆，胸脘痞闷，恶心，食后腹胀，大便溏泻，右胁胀痛，舌苔腻或淡黄，脉濡稍数。

【用法】　水煎，每日 1 剂。

【来源】　《病毒性疾病的中医治疗》。

解毒退黄汤

【组成】　青蒿尖、茯苓、鸡内金各 5 克，半夏、山豆根、川楝子、甘草各 3 克，板蓝根 8 克，怀山药、白茅根各 12 克。

【功用】　清热利湿，健脾理气。

【主治】　适用于小儿急性黄疸型肝炎。

【用法】　水煎，每日 1 剂，分 3 次服，年龄在 6 岁以上者可酌

加用量。

【来源】《百病奇效良方妙法精选》。

【按】青蒿中的谷甾醇和豆甾醇有抗病毒作用，青蒿素可提高淋巴细胞的转化率，有促进机体细胞免疫，促进红细胞、白细胞、血红蛋白增高的作用。

青蒿茵芦茶

【组成】青蒿60克，茵陈30克，芦根45克。

【功用】清热利胆。

【主治】适用于急性黄疸型肝炎。

【用法】将上3味药同煎，去渣，取汁，代茶饮。

【来源】《药茶治百病》。

流行性腮腺炎

流行性腮腺炎简称腮腺炎或流腮，俗称痄腮，是由腮腺炎病毒引起的急性呼吸道传染病，主要通过飞沫经呼吸道传播。好发于冬春季节，儿童多见，也常感染青年，临床上以发热、腮腺肿胀或其他唾液腺肿胀疼痛为特征。本病为全身性疾病，通常累及腮腺，也可侵犯各种腺组织、神经系统及肾、心等多种器官，引起胰腺炎、脑膜炎、睾丸炎、卵巢炎等，预后良好。但并发严重的脑膜炎、脑炎、肾炎、心肌炎等，预后欠佳。患本病后一般可获终身免疫，用减毒活疫苗进行自动免疫，是预防腮腺炎的有效措施。中医称本病为"痄腮""蛤蟆瘟""鸬鹚瘟""衬耳风"等，属温毒范畴。下列方剂大多具有清热解毒的功用，故每一方中不再重复论述。

普济消毒饮加减

【组成】黄连5克，夏枯草、黄芩、连翘、玄参、牛蒡子各10克，板蓝根、蒲公英各15克，桔梗6克，甘草3克，马勃3克（包），大黄6克（后下）。

【加减】热毒较甚，加大青叶板蓝根、银花各10克，生石膏30克（先煎）；神志模糊或昏迷，加安宫牛黄丸1粒化服；痉厥者加服紫雪丹1.5克（另吞）；睾丸肿痛者，加荔枝核10克，橘核10

克，龙胆草 6 克；腮肿坚硬而色不红者，加昆布、海藻各 10 克。

【功用】　清热解毒，软坚消肿。

【主治】　热毒蕴结，高热头痛，腮腺肿痛明显，咀嚼吞服困难，口渴烦躁，便秘尿赤，舌红苔黄，脉滑数。

【用法】　水煎服。

【来源】　《病毒性疾病的中医治疗》。

赤小豆鸡蛋清方

【组成】　赤小豆 70 粒，鸡蛋清 1 个。

【主治】　疠腮肿痛。

【用法】　将赤小豆捣碎为末，用鸡蛋清（或白水）调和成糊状，敷于患处。

【来源】　《偏方大全》。

【按】　赤小豆善利水除湿，解毒消肿。《神农本草经》云其

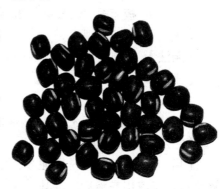

图 4-5　赤小豆

"排痈肿脓血"。《小品方》记载"腮颊热肿，赤小豆末和蜜涂之，一夜即消，或加芙蓉叶末尤妙"。

韭菜外敷方

【组成】　韭菜 500 克，盐少许。

【主治】　急性流行性腮腺炎。

【用法】　将韭菜捣烂，拧取汁加入盐，调和均匀，分成 3 份，抹在患处，干后再换，一二日即愈。

【来源】　《民间偏方秘方精选》。

【按】　韭菜为百合科植物韭菜的叶，又名壮阳草、起阳草、长生韭、扁菜、草钟乳；辛，温，入肝、胃、肾经。含硫化物、挥发油、甙类、蛋白质、维生素等。功能温中行气，解毒，散瘀，补虚益阳。

威灵仙食醋方

【组成】　威灵仙 20 克，食醋 80 克。

【主治】　流行性腮腺炎。

【用法】 煎沸后倒出一半，待冷后外涂患处，其余另加水200克，再煎沸后分2次内服。

【来源】《实用单方验方大全》。

【疗效】 一般用药1～3次即可痊愈。

【按】 现代药理研究表明，威灵仙有镇痛、抗菌等作用。

蒲蓝煎

【组成】 板蓝根、蒲公英各30克。

【主治】 流行性腮腺炎。

【用法】 水煎3次分服。每日1剂，连服3日。

【来源】《土单验方选编》。

泥鳅外敷方

【组成】 泥鳅2～3条，白砂糖适量。

【主治】 流行性腮腺炎。

【用法】 取活泥鳅洗净泥沙，放入干净的盆内，加白糖撒满泥鳅全身，待渗出黏液后，取其黏液，外涂患处，一日数次。或浸泡3小时后，捣烂外敷，一日3次。

【来源】 民间。

【疗效】 一般当即病止肿消，不出3日即愈。

【按】 泥鳅为鳅科动物泥鳅的肉或全体，性甘、平；入脾、肺经，含蛋白质、脂肪、糖类、烟酸等，有补中壮阳、清热利湿的功效。

赤豆黄黛膏

【组成】 赤小豆30克，大黄15克，青黛30克。

【主治】 流行性腮腺炎。

【用法】 先将赤小豆、大黄研为细末，再与青黛粉混匀，分成5包（每包约15克）备用。取药1包与鸡蛋清2个调成稀糊状，用鸡毛（翅羽）蘸药涂两腮部，干后再涂，不拘次数。

【来源】《百病中医自我疗养丛书》。

紫菜萝卜汤

【组成】 白萝卜250克，紫菜15克，陈橘皮2小片。

【主治】 痄腮热退，食欲缺乏，腮肿未消，睾丸肿胀，坠痛等症。

【用法】 将白萝卜洗净、切丝，紫菜、陈橘皮剪碎，一同放入锅内，加水适量，煎煮半小时，出锅前可酌加食盐、调料少许，吃萝卜、紫菜，喝汤，每日2次。

【来源】《百病中医自我疗养丛书》。

【按】白萝卜消食化痰，下气宽中，生津解毒。紫菜化痰软坚，利水除湿，利咽止咳。陈橘皮开胃理气。

大黄膏

【组成】生大黄适量。

【主治】疖腮。

【用法】将生大黄研细末，装瓶备用。用时取大黄粉1.5～3克，加适量生理盐水调成软膏状，涂敷在纱布上，厚2～3毫米，面积与肿胀范围同，敷于患处，用胶布固定。

【来源】《中医杂志》，1989。

【注意事项】若伴全身发热，可予解热镇痛药。

【按】大黄泻下攻积，清热解毒，泻火祛瘀。大黄抗病原微生物，抗菌谱广。

流行性乙型脑炎

流行性乙型脑炎，简称"乙脑"，是由乙脑病毒引起的中枢神经系统传染病。通过蚊子等叮咬而传播。主要的传染源是猪，流行于夏秋季节，多见于儿童。临床特征是起病急、高热、意识障碍、惊厥及脑膜刺激征，重症者可发生呼吸衰竭，病死率高，约5%～20%的患者发生后遗症。近年来因预防接种覆盖面积广泛，发病率及病死率均明显下降。本病集中爆发少，呈高度散发，家庭成员中少有同时多人发病。一般认为本病属中医温病范畴的"暑温""湿温""暑风"及"暑厥"等。治疗原则有清热解毒、清营凉血、镇肝息风、养阴扶正等法。因暑多夹湿，有时应加入芳香化浊的药物。下列方剂大都具有清热解毒的功用，故每一方中不再重复论述。

板蓝根乙脑方

【组成】板蓝根12克。

【主治】此方用于预防乙脑。

【用法】 水煎服，1日3次。

【来源】《草药偏方治百病》。

乙脑灵方

【组成】 大青叶（板蓝根）、生石膏、板蓝根、金银花各15～30克，连翘10～20克，知母、淡竹叶各5～10克，生甘草3克。

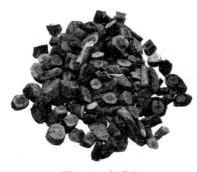

图4-6 板蓝根

【加减】 伴有头痛恶寒无汗等表证，加淡豆豉、薄荷、香薷；湿重，苔白腻者，加藿香、佩兰、黄芩；苔黄腻大便秘结，加生大黄、芒硝；喉间痰鸣加贝母、天竺黄、竹沥；高热在40℃以上，加水牛角，主方中加重石膏用量；高热抽搐，加羚羊角1～3克，或加钩藤、蝉衣、地龙；昏迷加安宫牛黄丸或至宝丹，汤药中加九节菖蒲、郁金；舌转红绛，高热伤阴，加鲜生地、丹皮、玄参；出现呼吸衰竭之先兆，可用独参汤、六神丸等。

【主治】 流行性乙型脑炎。

【用法】 水煎服。

【来源】 徐新平，《四川中医》，2003。

清热通下方

【组成】 生石膏60～150克，生大黄10～15克，知母、麦冬、生地、钩藤、菖蒲各20克，连翘、二花各30克，竹叶、甘草各10克。

【加减】 体温在39℃～40℃时，生石膏用60～90克，体温在40℃以上，大黄用至15克，生石膏90～150克，抽搐加羚羊角粉、地龙、蜈蚣，痰涎壅盛加胆南星、天竺黄。昏迷者鼻饲安宫牛黄丸或静滴醒脑静针剂。

【主治】 流行性乙型脑炎。

【用法】 水煎服。煎至500毫升，热势鸱张，体温在40℃以上，不必拘泥于1日1剂。

【来源】 高雪琴，杨红生，《中医研究》，1998。

【注意事项】　本方要运用得当，中病即止（大便通畅、热有出路）。大黄用量应视患者年龄及体质强弱而定，若患者素有大便溏，或元气将脱，不适宜用大黄，以防气阴两伤。

大青叶（板蓝根）海金沙汤

【组成】　大青叶（板蓝根）15～30克，海金沙根30克。

【主治】　流行性乙型脑炎。

【用法】　水煎服。每日1剂。

【来源】　《中国民间名医偏方》。

双花石膏方

【组成】　金银花9克，生石膏24克，连翘9克，赤芍9克，芦根15克，天花粉12克，钩藤15克，菖蒲3克，僵蚕4.5克，竹叶4.5克，郁金4.5克。

【主治】　乙型脑炎高烧、抽搐。

【用法】　水煎服，每日1剂，2次分服，连服4天。

【来源】　《精选实用治病验方与偏方》。

栀子石膏汤

【组成】　黄栀子10克，生石膏15克。

【主治】　流行性乙型脑炎，发热神昏，烦渴不宁，小便赤。

【用法】　水煎，每日1剂，分3次服完。

【来源】　《偏方秘方治疗百病》。

麻疹

麻疹是由麻疹病毒引起的急性呼吸道传染病，常在冬春季节流行，多见于儿童，近些年青壮年发病增多。临床表现以发热、上呼吸道炎、眼结膜炎，在颊内黏膜上可见白色斑点，有红晕环绕，称为麻疹黏膜斑，渐后可蔓延整个口腔黏膜，出疹期周身渐布暗红色的斑丘疹，顺次见于头面、胸、背、腹、四肢、手心足底，出疹期热度高，往往高至40℃，易有厌食，哭吵，轻度腹泻或明显嗜睡。退疹期按出疹顺序消退，热度同时下降，其他症状也好转。恢复期皮疹处有麦麸样轻微脱屑，留棕色斑痕，2～3周内消失。年幼体弱者易合并肺炎等并发症。下列方剂大都具有清热解毒的功用，故每一方中不再重复论述。

忍冬双草饮

【组成】 忍冬藤 15 克，车前草 15 克，梨头草 10 克。

【主治】 预防小儿麻疹。

【用法】 水煎，代茶饮。连服 3 ~ 4 日。

【来源】《奇效秘方偏方大成》。

柳芦汤

【组成】 芦根 1 两，赤桎柳 2 钱，芫荽（香菜）1 棵。

【主治】 疹出不齐。

【用法】 水煎当茶喝。

【来源】《土单验方选编》。

儿茶散

【组成】 硼砂 2 钱，儿茶 5 钱。

【主治】 小儿麻疹退后声哑。

【用法】 上药研末，每取一匙，凉水调下。

【来源】《医宗金鉴》。

牛膝甘草汤

【组成】 牛膝 20 克，甘草 10 克。

【功用】 抗火解毒，导热下行。

【主治】 麻疹合并喉炎。

【用法】 上药加水 150 毫升，煎取汁 60 毫升。每次服 4 ~ 6 毫升，20 ~ 40 分钟服 1 次。

【来源】《民间秘方治百病》。

芫荽浮萍煎

【组成】 鲜芫荽 30 克，浮萍 30 克。

【功用】 帮助透疹。

【主治】 适用于麻疹初期和见形期。

【用法】 水煎频服。

【来源】《麻疹证治》。

宣毒发表汤加减

【组成】 升麻 10 克，葛根 10 克，荆芥 10 克，防风 6 克，牛蒡子 10 克，甘草 3 克。

【加减】 热高惊厥，加蝉衣 6 克、僵蚕 10 克；咽痛，加板蓝根 10 克、鸭跖草 10 克；寒冷季节，透疹不利，加苏叶 10 克、芫荽子 10 克。

【功用】 辛凉透表。

【主治】 适用于麻疹顺证疹前期。

【用法】 水煎服。

【来源】《实用中医儿科手册》。

银翘散加减

【组成】 银花、蝉衣、升麻、葛根、紫草、西河柳各 10 克，连翘 6 克，桔梗、甘草各 3 克

【加减】 高热烦渴，加生地 10 克，生石膏 30 克；疹色紫暗，加红花 3 克、丹参 10 克。

【功用】 辛凉透疹，清热解毒。

【主治】 适用于顺证出疹期。

【用法】 水煎服。

【来源】《实用中医儿科手册》。

沙参麦冬汤加减

【组成】 沙参、麦冬、桑叶、石斛、生地、山药各 10 克，谷、麦芽各 10 克，赤芍、丹皮、扁豆各 6 克，甘草 3 克。

【加减】 纳呆，加鸡内金、六曲各 10 克；低热，加地骨皮、银柴胡各 10 克；皮肤瘙痒，加白蒺藜、地肤子各 10 克。

【功用】 清热养阴。

【主治】 适用于顺证恢复期。

【用法】 水煎服。

【来源】《实用中医儿科手册》。

芫荽促疹方

【组成】 芫荽（香菜）适量。

【功用】 宣毒透表。

【主治】 疹前期。

【用法】 水煎后，用纱布蘸水擦前后心和手足心，疹子即出。

【来源】 民间。

清肺解毒汤

【组成】 生石膏（另包先煎）10克，炙麻黄4克，连翘、杏仁各9克，板蓝根15克，银花12克，法夏6克，甘草3克。

【加减】 烧不退加柴胡、知母，咳嗽剧烈加前胡、桔梗，气促鼻煽甚加地龙、葶苈子，喉间痰鸣加天竺黄、川贝母，心烦口干加栀子、瓜蒌根，疹出不畅用鲜柚子叶、浮萍各50克，水煎外洗。

【主治】 麻疹并发肺炎。

【用法】 日1剂，水煎分4次服。

【来源】 谢云桂，《湖南中医杂志》，1989。

带状疱疹

带状疱疹，是由水痘—带状疱疹病毒所引起的一种常见皮肤病，中医称"缠腰火丹""蜘蛛疮"等。发病时有发热、全身不适、食欲缺乏等轻度全身症状，发疹部位先有神经痛、痒感或皮肤感觉过敏。皮疹为炎性红斑上发生成簇性粟粒至米豆大的水疱，常沿神经带状分布，多为单侧性、以肋间神经和三叉神经区为多见，有不同程度疼痛感。局部淋巴结可肿大、压痛。病程2～3周左右，能自愈，愈后不复发，但神经痛则可持续1～2个月或更长。下列方剂大多具有清热解毒的功用，故每一方中不再重复论述。

三黄二香散

【组成】 生大黄、川黄柏、川黄连各30克，制乳香、没药各15克。

【功效】 清热泻火解毒，消肿生肌，活血止痛。

【主治】 各部位带状疱疹。

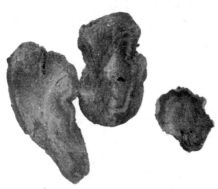

图4-7 生大黄

【用法】　以上药共研细末，加适量细茶叶泡浓汁，调成糊状，外敷患处，干则易之。

【来源】　殷大彰，《新中医》，1987。

地龙疱疹方

【组成】　地龙 5 条。

【主治】　带状疱疹。

【用法】　上药烤干研粉，加适量麻油，调匀，搽于局部。

【来源】《浙江中医杂志》，1988。

【疗效】　用药 5 分钟即可止痛，3～4 天痊愈。

无花果叶方

【组成】　新鲜无花果叶适量。

【主治】　带状疱疹。

【用法】　将新鲜无花果叶洗净捣烂，用食醋调稀糊状，敷患处日数次，药干即更换。

【来源】　祁公任，《江苏中医杂志》，1982。

【疗效】　治疗带状疱疹 21 例，均于 1～2 天痊愈。

王不留行疱疹方

【组成】　王不留行 30 克。

【功用】　活血消肿。

【主治】　带状疱疹。

【用法】　上药研为细末，将药面撒布于溃破之疱面上，未溃破者，用麻油调成糊状，涂抹患处，1 日 3～4 次。

【来源】　民间方。

【疗效】　一般 2～3 日即愈。

雄黄酒精合剂

【组成】　雄黄 5 克，冰片 0.5 克，75% 酒精 100 毫升。

【主治】　带状疱疹。

【用法】　将雄黄 5 克，冰片 0.5 克，与 75% 酒精 100 毫升混合即成雄黄酒精合剂，用上药涂患处，每日 4～6 次。

【来源】《辽宁医学杂志》，1960。

【疗效】　原作者治疗带状疱疹 10 例，均治愈。一般涂药 1～2

日即愈。

当归疱疹方

【组成】 当归适量。

【主治】 带状疱疹。

【用法】 当归适量研细末，每次 0.5 ～ 1 克，每 4 ～ 6 小时服 1 次。

【来源】《中华医学杂志》，1961。

【疗效】 治疗 54 例，结果全部治愈。其中服药 1 天痛止者，22 例；2 天 32 例；服药 3 天疱疹部分枯萎，第 4 天均结痂而愈。

马齿苋疱疹方

【组成】 鲜马齿苋适量。

【主治】 带状疱疹。

【用法】 鲜马齿苋适量，洗净捣成糊状涂敷患处，每日 2 次。

【来源】 民间。

丁香郁金散

【组成】 丁香、郁金、柴胡、枳壳、川芎、赤芍、甘草各 9 克，板蓝根 30 克。

【加减】 气虚加炙黄芪 30 克，口苦加胆草 9 克，胸闷加瓜蒌 30 克。

【功效】 行气活血，解毒定痛。

【主治】 带状疱疹后遗神经痛。

【用法】 水煎服，一日 1 剂，早、晚或疼痛时服。

【来源】 杨恒裕，《中医杂志》，1988。

六神消疱灵

【组成】 六神丸适量，白酒适量。

【功用】 清热解毒，消肿止痛。

【主治】 带状疱疹。

【用法】 将中成药六神丸研成细末后，加白酒适量，调和成糊伏。涂于疱疹之上，每日 2 次。

【来源】《民间治病小偏方》。

云南白药疱疹方

【组成】 云南白药、白酒或麻油适量。

【主治】 带状疱疹。

【用法】 根据皮损大小，取适量云南白药粉，用白酒或麻油适量调成糊状，涂敷患处，每日 3 ～ 5 次。同时内服云南白药 0.3 克，1 日 4 次。

【来源】《大众医学》，1991。

空心菜疱疹方

【组成】 空心菜适量，菜籽油少许。

【功用】 清热、凉血、解毒。

【主治】 带状疱疹。

【用法】 取空心菜茎，焙焦研细末，用菜籽油调成膏状，外涂患处，每日 2 ～ 3 次。

【来源】《奇效秘方偏方大成》。

水痘

水痘是一种传染性很强的出疹性传染病，临床以皮肤和黏膜相继出现斑丘疹、水疱疹和结痂，且上述各期皮疹同时存在为主要特征，传染性强，病情轻，预后好。学龄前儿童发病率高，6 个月以下小婴儿少见。孕妇妊娠后期如患水痘，则可通过胎盘传给胎儿致新生儿发病。一次患病可获终身免疫。水痘病毒亦可致带状疱疹，是脊神经后根神经节或脑神经髓外神经节的病毒性疾病。多数病人白细胞计数正常。水痘，中医又称"水疱""水花""水疮"。其病因为外感时行邪毒，病邪深入，郁于肺脾，时邪与内湿相搏，外透于肌表，则发为水痘，治疗以清热解毒利湿为主。以下所列方剂大多具有清热解毒的功用，故每一方中不再重复论述。

清痘解毒汤

【组成】 连翘、白鲜皮各 15 克，银花、赤芍、丹皮各 10 克，薄荷、蝉衣各 5 克，薏苡仁、大青叶（板蓝根）各 30 克。

【加减】 水痘初起，红色斑丘疹稀疏，卫分症状明显者，去赤芍、薏苡仁，加粉葛根 10 克，牛蒡子 10 克；发热重者加玉泉散 30 克（包煎），并加服紫雪散，3 岁以下每次 1/3 ～ 1/2 支，3 岁以上每次 1/2 ~ 1 支，均每日 3 次；咳嗽甚者加前胡 10 克；水痘盘根紧错加重赤芍、丹皮用量，还可加用紫草 20 克；水痘浆液清稀加用六一散 15 克（包煎）；水痘浆液稠黄并溃烂去丹皮，加野菊花、苦参各 15 克，紫黄地丁各 30 克；腹泻者去丹皮、赤芍，加煨葛根、炒黄芩各 10 克；纳少泛恶者减赤芍、丹皮量，加苏梗、藿香、竹茹各 10 克，陈皮 5 克；皮肤瘙痒甚者加炙僵蚕 10 克；因搔抓水痘破溃继发感染，可用龙胆紫（甲紫）外涂患处。

【功用】 疏表透邪，清热解毒，凉血活血，渗湿止痒。

【主治】 水痘。

【方解】 方中蝉衣、薄荷辛凉透邪以疏在表之风热，银花、连翘、大青叶清热解毒以泄蕴里之热毒，赤芍、丹皮凉血活血，白鲜皮清热燥湿而兼祛风止痒，薏苡仁淡渗利湿。

【用法】 水煎服。

【来源】 孙钢，《陕西中医》，1997。

【疗效】 86 例患儿经上述治疗，全部治愈，疗程最短 3 天，最长 7 天，平均 4 天。

【注意事项】 同时应嘱病儿忌食鱼虾辛辣等发物，剪短患儿指甲，进行隔离至疱疹结痂。如在夏季，沐浴后一定要拭干肌肤。

水痘饮

【组成】 大青叶（甲紫）、银花、连翘、牛蒡子、紫草、茯苓、薏苡仁各 9 克，防风、蝉蜕、莪术、鸡内金各 6 克，黄芩、生甘草各 3 克。

【加减】 高热者加柴胡、葛根、钩藤各 9 克，咳甚加炒杏仁、桔梗各 9 克，痒甚加僵蚕 6 克，轻型水痘苔无黄腻或大便稀者去黄芩，重型水痘浆液混浊，不欲饮水，舌红苔黄腻等湿热偏重者，黄芩加量或酌加黄连；若伴烦渴、高热舌红苔黄而欠润等热毒偏盛者，加生石膏 18 ~ 24 克、蒲公英 12 克，同时利湿药茯苓、薏苡仁减量或不用。

【功用】 清热解毒，祛风除湿。

【主治】 水痘。

【方解】 大青叶（甲紫）、银花、连翘清热解毒，防风、蝉蜕、牛蒡子疏散风邪而止痒；紫草清热凉血透疹，黄芩清内里湿热，生甘草解毒调和诸药。以上9味药及莪术临床均有报道，都具有抗病毒消炎作用。茯苓、薏苡仁淡渗助黄芩利湿；鸡内金、莪术消积化滞，以绝湿热再生之源。诸药配伍，内外兼治，切合病机，使内里湿热除，外表邪毒清，故水痘得早愈。

【用法】　水煎服。以上用量为2～4岁一般小儿量，临床运用可根据不同年龄和体质适当增减。煎药前先用温水泡半小时左右，水量以没过药为宜，开锅后文火再煎10分钟即可。每日1剂，分3次服。

【来源】　楚华，魏毅，《四川中医》，1999。

【疗效】　68例全部治愈。其中见疹4天内痊愈者59例，5～7天内痊愈9例。服3～4剂痊愈者约占4/5，有1/5的患儿服5～6剂痊愈，无并发症者。

【注意事项】　饮食要给以充分的水分及富有营养易消化的食物，忌腥辣厚味。

银连外洗液

【组成】　银花、连翘各40克，野菊花、蛇床子、地肤子、千里光、苦参、苍术、板蓝根、贯众各30克，黄柏20克。

【功用】　清热解毒、利湿。

【主治】　水痘。

【方解】　方中银花清气血热毒为主，连翘泻火解毒，野菊花、千里光、板蓝根、贯众均有清热解毒之功，配合使用，其清热之力尤强。蛇床子、地肤子、黄柏、苦参、苍术五药合用达到清热燥湿止痒之效，使热去湿除。现代药理研究表明：银花、连翘、野菊花具有抗病原微生物和（或）抗内毒素作用，对疱疹病毒有抑制作用；千里光、苦参、苍术、板蓝根、贯众有抗病原微生物作用。

【用法】　每天1剂，水煎外洗，每日洗2次。每天观察皮疹变化情况。体温38.5℃以上者，临时给予小儿泰诺林滴剂或美林混悬剂口服。

【来源】　黄俊勇，《四川中医》，2005。

【疗效】　用药3天判定疗效，结果痊愈46例，有效13例，无效 7 例，总有效率为 89.4%。

芦根薏苡汤

【组成】 芦根、生薏苡仁各 15 克，淡竹叶 6 克。

【主治】 用于轻型水痘。

【用法】 水煎取液，加冰糖饮用。每日 1 剂，分 2 次服，连服 3 ～ 5 天。

【来源】《实用偏验方精选》。

银花石膏汤

【组成】 银花、生石膏各 30 克，元参、紫草、荆芥、防风、扁蓄各 10 克，芦根 20 克。

【主治】 小儿水痘。

【用法】 煎汤，分多次服。

【来源】《偏方验方 500 首》。

【疗效】 可减轻症状，使水痘早日结痂，不感染。

水痘方

【组成】 薏苡仁 15 克，黄柏 9 克，草薢 10 克，金银花、板蓝根各 12 克，苍术、甘草各 6 克。

【主治】 水痘。

【用法】 每天 1 剂，水煎分 3 次服。

【来源】 雍怀生，《四川中医》，1993。

【疗效】 此方治疗小儿水痘疗效颇佳。

芫荽荸荠汤

【组成】 芫荽 90 克，荸荠 60 克，风栗 30 克，红萝卜 120 克。

【主治】 水痘。

【用法】 水煎服。

【来源】《草药偏方治百病》。

银甘汤

【组成】 金银花 18 克（或忍冬藤 30 克），甘草 1.8 克

【主治】 水痘。

【用法】 水煎服，每日 2 次，连服 2 ～ 3 日。

【来源】《除害灭病手册》。

茜草根茶

【组成】 鲜茜草根9克。

【主治】 预防水痘。

【用法】 水煎代茶，连服5天。

【来源】《除害灭病手册》。

地榆大黄散

【组成】 地榆、生大黄、红花根各等份。

【主治】 适宜于当痘起浆之时，忽然便血之症。

【用法】 共为末，烧酒调匀。敷尾脊骨，约3小时为度，连用3次，其血自止。如痘夹有斑症或夹丹症，形如斑点，用土珠、紫草为末，敷之即愈。

【来源】《中国民间名医偏方》。

风疹

风疹是由风疹病毒引起的呼吸道传染病，传染源是风疹病人、无症状带毒者。途径是经空气飞沫传播，人群普遍易感。婴儿出生后从母体带来的被动免疫能保持一定的水平，故半岁内的婴儿很少发病，5岁以内的病儿最多。临床特征为轻微上呼吸道炎症状，低热，当天或第二天发出弥漫性的全身红色细小斑丘疹。先见于头面部，发展迅速，随即见于躯干、四肢，但手掌、足心大都无疹。于第3、4日或更长时间隐退，疹退后无色素沉着及脱皮。枕部、耳后及颈后的淋巴结肿大，可持续2～7天。并发症很少，偶见扁桃体炎、中耳炎和支气管炎。孕妇早期感染风疹病毒可引起胎儿发生多种畸形，称先天性风疹综合征。患过一次后，一般不再发病，可获终身免疫，仅偶见再感染。因其疹点细小如沙，故中医学称为"风痧"，需与真痧（麻疹）相区别，又称之"野痧"。中医治疗以疏风清热、凉血解毒为主。

满江红方

【组成】 满江红60克，苍耳草60克。

【主治】 风疹。

【用法】 水煎服。另各取适量，水煎，洗全身。

【来源】 《草药偏方治百病》。

荆防翘花饮

【组成】 荆芥、防风、升麻各3～5克，银花、连翘、牛蒡、蒺藜、桑叶各6～10克，蝉衣1～3克，甘草2～3克。

【加减】 若见淋巴结肿大明显者，加穿山甲、浙贝母各3～6克。

【功用】 疏风、清热、解毒。

【主治】 风热型风疹，症见发热不高，疹色淡红，疹点稀疏而细，有痒感，目赤、咳嗽，耳后或枕骨部有淋巴结肿大等症。

【方解】 方中荆芥、防风祛风止痒、宣散透疹，善治风疹瘙痒为君，银花、连翘清热解毒为臣，牛蒡、升麻、蒺藜、桑叶、蝉衣疏风热、解毒透疹、退赤止痒为佐，甘草调和诸药为使，合用共收疏风、清热、解毒、透疹、止痒之功。

【用法】 日1剂，水煎服。

【来源】 方婷娜，《广州医药》，2005。

银连公英解毒汤

【组成】 金银花、连翘、生地、地丁各6～10克，赤芍、蒲公英各5～9克，丹皮3～5克，蝉衣1～3克，甘草2～3克。

【加减】 同荆防翘花饮。

【功用】 清热、凉血、解毒。

【主治】 热毒型风疹，症见发热较高，体温38℃以上，全身出疹，疹色鲜红，疹点较密，甚则紫色成片，咽痛，目赤，咳嗽，便干，小便黄赤，舌红苔黄等症。

【方解】 方中以银花、连翘、蒲公英清热解毒，生地、赤芍、丹皮、地丁凉血解毒散瘀，蝉衣解毒透疹，甘草调和诸药，共凑清热凉血解毒，散瘀透疹之效。

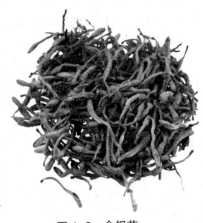

图4-8 金银花

【用法】　日 1 剂，水煎服。

【来源】　同荆防翘花饮。

【疗效】　原方作者用方二治疗 99 例，方三治疗 39 例，共 138 例，结果全部治愈，疗程极短，其中 2 天治愈 16 例，占 11.6%；3 天治愈 83 例，占 60.1%；4 天治愈 34 例，占 24.6%；5 天治愈 2 例，占 1.5%；6 天治愈 3 例，占 2.2%；可见中医对本病的治疗有着高效、速效、廉价等优点。

加减银翘散

【组成】　银花、连翘各 9 克，荆芥、牛蒡子、板蓝根、大青叶（板蓝根）、芦根、竹叶、浙贝母各 6 克，杏仁、僵蚕各 5 克，蝉蜕、薄荷各 3 克，甘草 2 克。

【加减】　口渴加无花粉，鼻衄（鼻出血）加茅根，腮腺红肿加马勃、玄参，扁桃体肿痛加射干、玄参，化脓加土茯苓、野菊花，食滞加鸡内金、五谷虫，喘咳、苔黄舌红赤加麻黄绒、生石膏。

【主治】　风热型风疹。

【用法】　水煎服。上述方剂药量根据年龄、病情而定，初诊体温 38.5C 以上，先肌注板蓝根 1 ~ 2 支。

【来源】　郭兰，《江西中医药》，1995，增刊。

【疗效】　轻型服 2 剂，中型服 4 剂，重型服 6 剂即可痊愈。

芦根竹叶煎

【组成】　芦根 30 克，竹叶心 30 克。

【主治】　风疹。

【用法】　煎水代茶饮，每日 1 剂。

【来源】　民间。

清解方

【组成】　豆豉、牛蒡子、大青叶（板蓝根）、夏枯草、地肤子各 10 克，银花、连翘各 20 克，藿香、赤芍、蝉衣、桔梗各 5 克，生甘草 3 克。

【加减】　初起发热恶风，疹稀色淡加荆芥 5 克，滑石 10 克；高热加生石膏（先煎）、鸭跖草各 30 克，疹红密布加丹皮、紫草各 10 克；头痛加桑叶、菊花各 10 克。

【功用】 疏风清气，清营凉血。

【主治】 风痧。

【方解】 以银花、连翘、大青叶（板蓝根）、鸭跖草、夏枯草清热解毒，赤芍清营凉血消疹，豆豉、牛蒡子等疏风透邪，地肤子、蝉衣祛风止痒，桔梗、甘草宣肺利咽，藿香理气和中护胃。全方疏风清气，清营凉血。

【用法】 每日1剂，分2～4次服。

【来源】 沈瑞兴，《浙江中医杂志》，1995。

【疗效】 原作者治疗307例患者全部治愈。经治患儿一般2天即热退疹消，可缩短病程2～6天。

普济消毒饮加减

【组成】 黄芩、象贝、丝瓜络、连翘各15克，僵蚕3克，桔梗10克，陈皮、丹皮、赤芍各12克，红花、莪术各6克。

【加减】 发热者，加知母15克、生石膏20克；疹发不畅者，加蝉衣10克、薄荷（后下）5克；皮疹色深者，加生地10克；口渴心烦者，加芦根10克。

【功用】 清热解毒，化痰消肿，化痰散结。

【主治】 风疹淋巴结肿大。

【方解】 黄芩清泄上焦热毒，连翘清热解毒，僵蚕、桔梗、象贝均有清热、化痰、散结作用，丝瓜络、陈皮理气化痰，丹皮、赤芍清热凉血，红花、莪术活血消瘀。

【用法】 小于5岁者取1/3量，5～15岁者取2/3量。日1剂，水煎，分2次服。

【来源】 曹旗，《浙江中医杂志》，2003。

风疹外治方

【组成】 花生油50克，薄荷叶30克

【功用】 止痒。

【主治】 风疹皮肤瘙痒。

【用法】 花生油煮沸后，稍冷加入薄荷叶，完全冷却后过滤去渣，外涂皮肤痒处。

【来源】《儿童病毒性疾病》。

流行性脑脊髓膜炎

流行性脑脊髓膜炎简称"流脑"，是脑膜炎双球菌引起的急性化脓性脑脊髓膜炎，临床特点为突起高热、头痛、呕吐、皮肤黏膜淤点及脑膜刺激征，脑脊液呈化脓性改变。脑膜炎双球菌为革兰氏阴性双球菌，存在于病人、带菌者的鼻咽部以及病人血、脑脊液和皮肤瘀点中；对外界抵抗力弱，对消毒剂敏感。可由病人和带菌者通过飞沫直接从空气传播，发病以15岁以下儿童为多，冬春季发病较多，潜伏期一般为2～3天，临床表现主要有：普通型、暴发型、轻型、慢性败血症型四型。治疗主要是对症处理及病原治疗等。中医学认为，此病多因小儿气血未足，营卫薄弱，当感受瘟疫时，邪易入里化热化火，耗气伤阴。其病机传变极速，如不及时治疗将导致生命危险。本病属"春瘟""瘟疫"范畴。

黄柏甘草汤

【组成】　黄柏30克，甘草12克。

【功用】　清热解毒，抗菌消炎。

【主治】　流行性脑脊髓膜炎。

【用法】　上药加水400毫升，煎成100毫升，口服或灌肠。口服，每日3次，每次30毫升，5岁以下小儿，每次20毫升；灌肠，每6小时30～50毫升保留灌肠。

【来源】　《中国传染病秘方全书》。

【疗效】　原书介绍本方口服

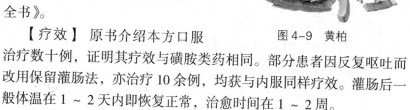

图4-9　黄柏

治疗数十例，证明其疗效与磺胺类药相同。部分患者因反复呕吐而改用保留灌肠法，亦治疗10余例，均获与内服同样疗效。灌肠后一般体温在1～2天内即恢复正常，治愈时间在1～2周。

绿豆蓝根甘草汤

【组成】　绿豆15克，板蓝根15克，生甘草3克。

【主治】　流脑。

【用法】 水煎服，每日 2 ～ 3 次。

【来源】《家庭常用药方集》。

石膏苦参汤

【组成】 生石膏 20 克，苦参 10 克，桃仁 6 克。

【主治】 流脑。

【用法】 水煎服，每日 1 ～ 2 次。

【来源】《家庭常用药方集》。

银花山楂汤

【组成】 金银花 15 克，山楂、生甘草各 3 克。

【主治】 流脑。

【用法】 水煎服，每日 1 ～ 2 次。

【来源】《家庭常用药方集》。

蒲公英银连汤

【组成】 蒲公英 100 克，银花 50 克，连翘 50 克，辛夷 25 克，蝉衣 25 克。

【主治】 流脑。

【用法】 加水 1000 毫升，煎至 300 毫升，分 8 次服。

【来源】《实用中医儿科手册》。

石膏银花汤

【组成】 生石膏 60 克，银花 15 克，鲜芦根 60 克，大青叶（板蓝根）15 克，龙胆草 6 克，黄芩 10 克，黄柏 10 克，栀子 6 克，板蓝根 10 克，薄荷（后下）3 克。

【主治】 流脑。

【用法】 每日 1 剂，煎服。

【来源】《实用中医儿科手册》。

银翘白虎汤

【组成】 银花 20 克，连翘、陈半夏各 15 克，生石膏 30 克，知母、麦冬各 12 克，鲜芦根 26 克。

【功效】 清气解毒。

【主治】 治疗流脑高热，烦躁，口渴，汗出，脉数。

【用法】 水煎，每日 2 剂，日夜投服。用治数例效验。

【来源】《中国传染病秘方全书》。

大蒜野菊花汁

【组成】　大蒜瓣 60 克，野菊花 30 克。

【功用】　清热解毒。

【主治】　预防流脑。

【用法】　加水煎成浓汁。漱口，每日数次。

【来源】《偏方大全》。

荸荠汤

【组成】　鲜荸荠不拘量，生石膏适量。

【功用】　清热解毒。

【主治】　预防流脑。

【方解】　荸荠中含有一种抗菌物质，对金黄色葡萄球菌、大肠杆菌及绿脓杆菌有效，有预防流行性脑脊髓膜炎的作用。

【用法】　加水先煎石膏约半小时，后下荸荠，5 分钟起锅。代茶饮。

【来源】《偏方大全》。

青叶双花饮

【组成】　大青叶（板蓝根）15 克，金银花 9 克，板蓝根 9 克，野菊花 15 克，贯众 9 克。

【功用】　清热解毒。

【主治】　预防流脑。

【用法】　每日 1 剂，水煎当茶饮，连服 1 周。

【来源】　民间。

解毒开窍方

【组成】　生地 15 克，川黄连、赤芍、丹皮、白僵蚕各 5 克，生石膏（先煎）60 克，山栀子、淡竹叶、大青叶（板蓝根）、生大黄（后下）、钩藤（后下）、玄参各 10 克，羚羊角（先煎）、甘草各 3 克。

【功用】　清热解毒化斑，辛凉开窍。

【主治】　治疗流脑，温热之邪燔灼营血、内陷心包。

【用法】　水煎口服或鼻饲，每日 1～2 剂，4～6 小时服 1 次。

【来源】　新中医，1986。

细菌性痢疾

细菌性痢疾简称"菌痢"，是由志贺菌属引起的急性肠道传染病。传染源为菌痢病人及带菌者，传播途径系经消化道传染。痢疾杆菌从粪便排出，直接或间接地污染手、饮水、食物或食具等，再经口而传给健康人，故可因食物和水源被污染而引起暴发流行。其特点为人群普遍易感，且病后免疫时间短暂，故可反复感染发病。目前菌痢仍为最常见的传染病，全年散发，夏秋季多见。结肠黏膜化脓性溃疡性炎症为其基本病理变化，主要临床表现为发热、腹痛、腹泻、里急后重、黏液脓血便。病情轻重悬殊，轻者不治自愈，重者可致死。潜伏期为数小时至 7 天，多数为 1 ~ 2 天。临床表现的轻重缓急与感染的菌型、菌量以及机体状况有关，根据临床表现可分为二期六型。有急性、慢性二期。急性期痢疾，有轻型、普通型及中毒型三型，中毒型痢疾是致死的重要原因。慢性细菌性痢疾，可分为迁延型、急性发作型、隐匿型三型。急性期白细胞计数及中性粒细胞增高，慢性期可有轻度贫血。粪便镜检可见大量脓细胞与红细胞，发现巨噬细胞对诊断有参考意义。大便培养检出病原菌为确诊依据。对于各型菌痢，因病情不同治疗重点亦不一样。

痢疾验方

【组成】 当归 15 克，薤白头 15 克，甘草 6 克，滑石 15 克，白芍 15 克，槟榔 6 克，莱菔子 26 克，枳壳 3 克，木香 2 克（磨汁冲）。

【主治】 休息痢（慢性痢疾）。

【用法】 水煎服，每日 1 剂，分 2 次服。

【来源】《秘验妙方八百八》。

【注意事项】 服本方需忌生冷。

马齿苋方

【组成】 马齿苋（俗称"长寿菜"）500 克。

【主治】 菌痢。

【用法】 加水 2 千克煮烂，滤出药液加少量白糖口服；或水煎，食马齿苋饮汤，连服 5 日为 1 疗程；或将马齿苋洗净晒干，研成细末，加少量白糖，每日 3 次，每次 3 克，温开水冲服。

【来源】 民间。

乌梅香附汤

【组成】 乌梅 6 个，香附 9 克。

【主治】 菌痢。

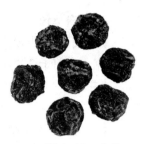

图 4-10 乌梅

【用法】 水煎取药液 100 毫升。1 岁以内每服 20 毫升，日服 3 次；1～2 岁每服 30 毫升，日服 3 次；2～5 岁每服 30 毫升，日服 4 次；5 岁以上每服 40 毫升，日服 4 次。

【来源】《家用便方》。

【疗效】 此方儿童用，效果好。

地榆止痢方

【组成】 地榆 50 克，仙鹤草 30 克，女贞子 30 克。

【主治】 急性菌痢。

【用法】 每日 1 剂，300 毫升水煎至 100 毫升分 2 次服，第一天用量加倍。

【来源】《中医家用验方 1000 则》。

【疗效】 2～5 剂可愈。

山楂饮

【组成】 炒山楂 15 克。

【主治】 红、白痢疾。

【用法】 煎汤当茶饮。红痢加红糖，白痢加白糖适量，红白痢各加红、白糖适量。

【来源】《中医家用验方 1000 则》。

【疗效】 1～3 剂可愈。

胡椒绿豆外敷方

【组成】 胡椒、绿豆各 3 克，大枣 1 枚。

【主治】 虚寒痢、休息痢。

【用法】 将前 2 味共研细末，过筛，用熟枣肉调成膏，纱布包，敷神阙、脾俞穴，1 日 1 次。

【来源】《药到病除小绝招》。

【疗效】 一般 3～5 日见效。

当归白芍汤

【组成】 当归 20 克，白芍 15 克，萝卜籽 15 克，槟榔 2 克，枳壳 2 克，车前子 2 克，甘草 2 克，白糖或红糖适量。

【主治】 此方适于赤白痢。

【用法】 水煎，加糖服下，每日 1 剂。

【来源】《教你偏方治大病》。

【疗效】 3 次即愈。

黄瓜藤方

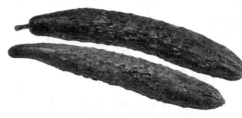

图 4-11 黄瓜

【组成】 新鲜黄瓜藤 60 克（或干品 30 克）。

【主治】 痢疾。

【用法】 加水 300 毫升，煎至 200 毫升。1 日服 4 次，每次 50 毫升，7 日为 1 疗程。如无效，可再加服 1 疗程。

【来源】《中医杂志》，1959。

鱼腥草方

【组成】 鲜鱼腥草用 50 ~ 150 克（干品减半）。

【主治】 菌痢。

【用法】 水煎服，日 1 剂。如有鲜品，则先嚼服药叶 20 ~ 40 克，则效果更佳。

【来源】 邹桃生，《浙江中医杂志》，1988。

红接骨草方

【组成】 红接骨草 30 克（鲜品 60 克）。

【主治】 湿热痢疾及泄泻。

【用法】 上药加水两小碗，煎取 1 小碗，顿服，小儿用量减半。每日 1 剂，日服 2 次，5 天 1 疗程。

【来源】 龙绍孙，《广西中医药》，1991。

【疗效】 共治疗 65 例痢疾患者，痊愈 61 例，好转 2 例，无效 2 例；治疗 29 例泄泻患者，全部痊愈。

萝卜姜汁汤

【组成】 萝卜1个，鲜姜30克，蜂蜜30克，陈茶3克。

【主治】 赤白痢疾。

【用法】 萝卜及生姜洗净，捣烂，取萝卜汁一酒杯，取姜汁一汤匙，与蜂蜜及陈茶混在一起，用开水冲沏一杯，顿服。

【来源】《偏方大全》。

【疗效】 连服3次可愈。

肺结核

肺结核是由结核杆菌引起的肺部感染性疾病，是结核病中最常见的疾病，属中医"肺痨"或"痨瘵"的范畴。传染源是痰中含有结核杆菌的肺结核患者，长期排菌的慢性纤维空洞型肺结核是最重要的传染源。另外，结核病牛通过带菌牛奶也可以传播本病。肺结核的传播途径主要是呼吸道传播。患者在咳嗽、打喷嚏时带菌的飞沫或痰液干燥后结核杆菌随尘埃漂浮于空气中，被健康人吸入是最常见的传播途径。本病一年四季均可发病，15～35岁的青少年是肺结核的发病高峰年龄。典型肺结核起病缓慢，病程较长，少数起病急，以高热、畏寒起病。主要症状为咳嗽、咯血、潮热、盗汗、午后低热、面颊潮红、乏力、倦怠、消瘦、胸痛及呼吸困难等。如不及时彻底地治疗，会转化为慢性，甚至引起中毒症状，造成死亡。胸透或拍片、结核菌素培养可确诊。

川橘丸

【组成】 川贝母三两，桔梗、百部、制乳香、制没药各二两。

【主治】 肺结核。症见咳嗽，潮热，痰中带血，X线透视肺部浸润或空洞。

【用法】 上五味共研细末，水泛为丸，绿豆大。每次二钱，每日2次，温水送服。以空洞愈合，病灶消失为度。

【来源】《土单验方选编》。

百部及贝散

【组成】 百部、百及各四两，川贝母、胎盘粉各二两，三七一两。

【主治】 肺结核空洞咳血。

【用法】 共研细末，每次一钱，日服三次，饭后一小时温水送下，以空洞愈合为度。

【来源】《土单验方选编》。

大蒜方

【组成】 生大蒜。

【主治】 肺结核。

【用法】 生吃，每次数瓣，一日数次，经常吃。或捣碎闻味，每日 1 ~ 2 次，每次 30 ~ 60 分钟，一个月为一个疗程。

【来源】 民间。

柏叶姜艾汤

【组成】 侧柏叶三两（炮），干姜三两（炮），艾叶二两。

【主治】 肺结核症见咯血为主者。

【用法】 加水 1500 毫升，煎至 500 毫升，过滤去渣，加红糖适量。每 4 或 6 小时服一次，每次 40 ~ 60 毫升，咯血不止可继续服用。

【来源】《山东中医验方集锦》。

【疗效】 中国人民解放军第三十八疗养院用此方治疗肺结核咯血患者 38 例，除 1 例无效外，其余 37 例均于服药后 2 ~ 5 日咯血完全停止。

啤酒花茶

【组成】 啤酒花 20 克。

【功用】 抗结核，安神。

【主治】 适用于治疗肺结核初起，潮热，食欲缺乏，失眠，高血压。

【用法】 滚开水 200 毫升，煎 15 分钟，当茶饮。

【来源】《新编实用偏方》。

百合蜜方

【组成】 鲜百合、蜂蜜各适量。

【功用】 清热，润肺，生津。

【主治】 肺结核。

【方解】 能抑制结核菌扩散，促使结核病灶钙化。

【用法】　百合与蜂蜜共放碗内蒸食，每日 2 次，可常服食。

【来源】　《偏方大全》。

【疗效】　治结核病有效。

南瓜藤汤

【组成】　南瓜藤（即瓜蔓）100 克，白糖少许。

【功用】　清肺，和胃，通络。

【主治】　用治肺结核潮热症。

【用法】　加水共煎成浓汁，每次服 60 克，每日 2 次。

【来源】　《偏方大全》。

玉米须汤

【组成】　玉米须 100 克，冰糖适量。

【主治】　主治肺结核。

【用法】　将玉米须加入冰糖，加清水煎透，代茶饮。

【来源】　《久病难治必效单方》。

白及大黄方

【组成】　白及 4 份，生大黄 3 份，儿茶 2 份，白矾 1 份。

【主治】　适用于肺结核咯血，对支气管扩张咯血也有效。

【用法】　共研细末，每次服 1 克，每日 4 次。

【来源】　《中医家用验方 1000 则》。

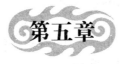

第五章

治疗内科疾病的中药方

急性气管 / 支气管炎

急性气管、支气管炎是由感染、物理化学刺激或过敏引起的气管、支气管黏膜的急性炎症。临床上以咳嗽、咳痰为主要表现。常见于寒冷季节或气候突变之时诱发。本病属于中医学"咳嗽"范畴。急性气管、支气管炎的发生原因，其一为外邪侵袭，肺卫受感，肺气不得宣发而引起；另一由脏腑功能失调，累及肺脏，肺气失其肃降而发生。临床上将咳嗽分为外感咳嗽（风寒袭肺、风热犯肺、风燥伤肺）和内伤咳嗽（痰湿蕴肺、痰热郁肺、肝火犯肺、肺亏耗）。

【诊断要点】

1. 症状

常先有急性上呼吸道感染症状及较轻微的全身症状如鼻塞、喷嚏、咽痛、声嘶、发热、头痛、全身酸痛等。主要症状为咳嗽，开始为轻微刺激性咳嗽，少量黏液痰，继则痰量增多，可转为黄绿色黏液脓痰，偶见血痰，咳嗽常持续数周。

2. 体征

两肺呼吸音增粗，散在干、湿性啰音。啰音的部位常不恒定，咳痰后可减少或消失。

3. 理化检查

血常规：白细胞可轻度增加。X 线胸片：可完全阴性，或肺纹理增粗。

猪胆牛肺丸

【组成】 猪苦胆 1 只，牛肺 1 具，川椒 30 克，蜂蜜适量。

【功用】 清热化痰。

【主治】 适用于气管炎急性期已过，有热症，症见口干兼有黏性黄稠痰者。

【用法】 将猪胆用低温烘干，研成细末，川椒研末，牛肺烘干研细，加蜜拌匀，做成丸。日服 3 次，每次 6～10 克。

【来源】 民间。

【按】 川椒对白喉杆菌、炭疽杆菌、肺炎双球菌、溶血性链球菌、金黄色葡萄球菌、伤寒杆菌、绿脓杆菌和某些皮肤真菌有抑制作用。

紫苏天冬汤

【组成】 紫苏叶 6 克，天门冬、陈皮各 9 克，枇杷叶、桑白皮各 15 克。

【功用】 止咳化痰。

【主治】 用治急性支气管炎。

【用法】 水煎服，日 1 剂，日服 2 次。

【来源】 民间。

【按】 方中紫苏叶宣肺化痰，枇杷叶、桑白皮、陈皮化痰止咳。

鱼腥奶浆汤

【组成】 鱼腥草 30 克，奶浆草、薄荷各 6 克，东风橘 15 克。

【功用】 清热养阴，化痰止咳。

【主治】 用治急性支气管炎。

【用法】 水煎服，每日 1 剂，日服 2 次。

【来源】 民间。

【按】 鱼腥草对金黄

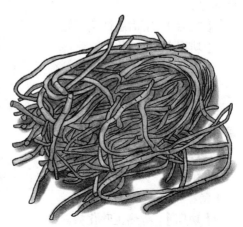

图 5-1 鱼腥草

色葡萄球菌、肺炎双球菌、甲型链球菌、流感杆菌、伤寒杆菌以及结核杆菌等多种革兰氏阳性及阴性杆菌，均有不同程度的抑制作用，能增强白细胞吞噬能力，提高机体免疫力，并有抗炎作用。

山大刀根汤

【组成】 鲜大罗伞根（又名山大刀）30克。

【功用】 祛风除湿，消肿解毒。

【主治】 用治急性支气管炎。

【用法】 水煎服，每日1剂，日服2次。

【来源】《常用中草药手册》。

桔梗黄芩汤

【组成】 桔梗3克，黄芩、紫苑各5克，忍冬藤6克，甘草1.5克。

【功用】 清热化痰，止咳平喘。

【主治】 用治急性支气管炎。

【用法】 水煎服，每日1剂，日服2次。

【来源】 民间。

【按】 方中桔梗、紫苑宣肺平喘，化痰止咳，忍冬藤、黄芩清热解表。

酸浆果皮汤

【组成】 酸浆果皮（又名灯笼草果）5～7个，陈皮9克，冰糖30克。

【主治】 用治急性支气管炎。

【功用】 止咳化痰。

【用法】 水煎代茶饮。

【来源】 民间。

【按】 陈皮挥发油有刺激性祛痰作用，陈皮醇提取物（川陈皮素等）可扩张支气管而平喘。

贝母麻黄散

【组成】 贝母、麻黄各60克，五味子、桔梗各30克，马兜铃150克。

【功用】 清热止咳化痰。

【主治】 用治急性支气管炎。

【用法】 共研细末，每次服3克，日服2次，白开水送服。

【来源】 民间。

【按】 方中麻黄、桔梗、贝母宣肺化痰止咳。

坛紫菜汤

【组成】 坛紫菜、远志各15克，牡蛎30克。

【功用】 清热化痰。

【主治】 治疗急性支气管炎。

【用法】 将上三味放入砂锅，加水煎煮，去渣取汁。每剂煎2次，将2次煎液混合，早晚分服。

【来源】 民间。

慢性支气管炎

慢性支气管炎是指气管、支气管黏膜及其周围组织的慢性非特异性炎症，临床上以长期咳嗽、咳痰或伴喘息为主要特征，常于气候变冷时反复发作，为我国常见病多发病之一，吸烟患者明显高于不吸烟患者。临床上将慢性支气管炎分为单纯型、喘息型二型，分为急性发作期、慢性迁延期、临床缓解期三期。本病属中医学的"咳嗽""喘证"等范畴。

【诊断要点】

1. 症状

以咳嗽、咳痰为主要症状，伴有或不伴有喘息症状，每年发作3个月以上，持续两年或两年以上，以长期反复发作与缓解交替为特点，感冒常为诱因。

2. 体征

急性发作期多可闻干性及湿性啰音，肺底居多；喘息型者多有哮鸣音；合并肺气肿甚至肺心病出现相应体征。应排除支气管扩张症、咳嗽型哮喘、反流性食管炎等引起慢性咳嗽疾病。

3. 理化检查

X线胸片早期无异常，随病情发展可出现肺纹理增多、紊乱、扭曲、变形。合并感染时支气管周围有片状模糊阴影。肺功能检查早期多正常，急性发作期或病程较长者多表现为阻塞性通气障碍，合并肺气肿时残气量增多，晚期可出现肺弥散功能障碍。

百部汤

【组成】 百部 20 克。

【功用】 温润肺气、止咳、杀虫。

【主治】 慢性支气管炎。

【用法】 水煎 2 次，合并药液 60 毫升每次服 20 毫升，每日 3 次，以白糖或蜜糖矫味，10 天为 1 个疗程。

【来源】 民间。

【按】 百部，味甘、苦，性微温，入肺经。现代研究表明，百部煎剂及酒浸剂对肺炎球菌、乙型溶血型链球菌、脑膜炎球菌、金黄色葡萄球菌及皮肤病真菌等有抑制作用。

全蝎汤

【组成】 全蝎 1 只。

【功用】 止咳化痰。

【主治】 慢性支气管炎。

【用法】 煎服。

【来源】 民间。

野菊一点红汤

【组成】 野菊 30 克，一点红、地丁草、白茅根各 15 克，金银花藤 30 克。

【功用】 清热活血，止咳化痰。

【主治】 慢性支气管炎。

【用法】 水煎服。

【来源】 民间。

【按】 方中野菊、一点红、地丁草、白茅根、金银花藤清热解毒、止咳化痰。

佛耳地龙散

【组成】 佛耳草、地龙各 15 克。

【功用】 止咳化痰。

【主治】 慢性支气管炎。

【用法】　共研为末，分 2 包，开水冲服。日服 2 次，每次服 1 包。

【来源】　民间。

【按】　广地龙次黄嘌呤具有显著的舒张支气管作用，并能拮抗组织胺及毛果芸香碱对支气管的收缩作用。

花生衣汤

【组成】　花生仁红衣 60 克，糖适量。

【功用】　止咳化痰。

【主治】　慢性支气管炎。

【用法】　文火煎约 10 小时，滤去衣，加糖，分 2 次服。

【来源】　民间。

干姜苏叶汤

【组成】　干苏叶 90 克，干姜
60 克

【功用】　温肺止咳化痰。

【主治】　慢性支气管炎。

【用法】　水煎服，每日早、晚
各服 100 毫升，10 天为一疗程，间
隔 3 天再服第 2 疗程。

【来源】　民间。

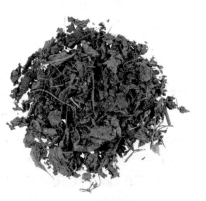

图 5-2　干苏叶

【疗效】　有效率可达 80%。

【按】　苏叶能减少支气管分泌，缓解支气管痉挛，本品水煎剂对大肠杆菌、痢疾杆菌、葡萄球菌均有抑制作用。

南瓜蒸五味子

【组成】　桃南瓜 1 个，五味子 3 克，冰糖适量。

【功用】　敛肺止咳化痰。

【主治】　慢性支气管炎。

【用法】　挖去种子，装入五味子、冰糖，蒸半小时，取出五味子，每日服 1 个。

【来源】　民间。

【按】　五味子对金黄色葡萄球菌、炭疽杆菌、伤寒杆菌、副伤寒杆菌、痢疾杆菌、霍乱弧菌等有抑制作用，对绿脓杆菌有较强抗

菌作用。

乌梅粥

【组成】 乌梅 10 克，大米 30 ~ 50 克，冰糖 15 克。

【功用】 敛肺化痰止咳。

【主治】 慢性支气管炎。

【用法】 乌梅煎水去渣，大米加冰糖煮粥吃。

【来源】 民间。

【按】 乌梅对多种致病菌如痢疾杆菌、大肠杆菌、伤寒杆菌、副伤寒杆菌、百日咳杆菌、脑膜炎双球菌、结核杆菌等有抑制作用，并对免疫功能有增强作用。

阻塞性肺气肿

慢性阻塞性肺气肿是由慢性支气管炎或其他原因逐渐引起的细支气管狭窄，终末细支气管远端气腔过度充气，并伴有气腔壁膨胀、破裂而产生的一种慢性肺部疾患。临床上主要以喘息、气急，活动后明显或加剧为特征，本病属于中医学"喘证""肺胀"范畴。

【诊断要点】

1.具有典型的临床症状：原有咳嗽、咳痰的基础上出现渐重的呼吸困难、气短，进一步可见胸闷、气急，甚则紫绀、头痛、嗜睡、神志恍惚等。

2.体征：见桶状胸，呼吸动度减弱，语颤减弱或消失，叩诊呈过清音，心浊音界缩小，肺下界和肺浊音界下降，心音遥远，呼吸音减弱，呼气延长，并发感染时，肺部可有湿啰音及干啰音。

3.X 线：可见肋间隙增宽，两肺野透亮度增加，肺血管纹理外带纤细、稀疏、变直，内带增粗、紊乱。

4.肺功能检查：残气容积占肺总量的百分比增加，大于 40%。

5.须排除老年性肺气肿、代偿性肺气肿、自发性气胸、肺部急性感染、慢性肺源性心脏病等。

党参茯苓汤

【组成】 党参、茯苓各 15 克，白术、法半夏各 9 克，炙甘草、陈皮各 6 克。

【功用】 益气补肺。

【主治】 肺气虚弱型肺气肿、慢性气管炎、病后虚弱、面色苍白、气短喘促、声低懒言、乏力自汗、咳嗽无力、痰稀白、易感冒等。

【用法】 水煎服，上、下午各服 1 次，每日 1 剂。

【来源】 民间。

【按】 方中党参、茯苓、白术补益脾肺，半夏、陈皮化痰止咳。

桑白皮汤

【组成】 桑白皮 6 克，麻黄、桂枝各 4.5 克，杏仁 14 粒（去皮），细辛、干姜各 4.5 克。

【功用】 清肺利湿。

【主治】 水饮停肺，胀满喘急之阻塞性肺气肿。

【用法】 加水煎服。

【来源】《审视瑶函》。

【按】 方中桑白皮、杏仁化痰止咳，麻黄、桂枝、细辛、干姜温肺化饮。

苏子瓜蒌汤

【组成】 苏子（包煎）、当归、沙参、瓜蒌皮各 12 克，五味子 6 克，沉香 3 克（刮为末，分 3 次冲服）。

【功用】 化痰止咳，降气平喘。

【主治】 阻塞性肺气肿。

【用法】 水煎服。

【来源】 民间。

【按】 苏子、瓜蒌皮化痰止咳，五味子、沉香降气平喘，佐以沙参、当归滋阴补肺。

桃红汤

【组成】 桃仁、红花、川芎、杏仁各 50 克，当归、赤芍、麻黄、车前子各 75 克，百部 60 克。

【功用】 活血化瘀，宣肺化痰。

【主治】 阻塞性肺气肿。

【用法】 水煎服，分早、中、晚饭后各服 1 次，连服 2 个月为 1 疗程。

【来源】 民间。

【按】 中医辨证认为，慢阻肺的基本病理是肺气虚夹痰浊，气虚推动血行无力，则会致瘀，痰浊蕴肺，肺失肃降，亦可致瘀。因此，采用活血化瘀为主，佐以宣肺化痰治疗慢阻肺，临床症状及肺通气功能均得到改善。

清热化痰冲剂

【组成】 银花、连翘、蒲公英、鱼腥草、茅根各 30 克，黄芩、陈皮、当归、赤芍、川芎、丹参、大贝、桔梗各 10 克，生地、麦冬各 15 克，甘草 6 克。

【功用】 活血，清热，化痰。

【主治】 慢阻肺急性感染。

【用法】 上药共研末，分装为 6 袋。每日 3 次，每次 2 袋，冲服。

【来源】 刑淑丽，《中国中医急症》，1994。

【按】 本方增强嗜中性粒细胞的吞噬能力，促进其吞噬消化等作用，并能使其数量明显增多，从而提高机体的非特异性免疫力，达到祛除病邪、消灭病菌的目的。

款冬花蜜

【组成】 款冬花 15 克，蜂蜜 20 克。

【功用】 润肺降逆。

【主治】 老年人肺气肿。

【用法】 将款冬花洗净，加适量水，煎煮 30 分钟，去渣取汁，加入蜂蜜再煮片刻，拌均匀即可饮服。

【来源】 《老年病食疗与宜忌手册》。

川贝炖蜂蜜

【组成】 川贝母 12 克，蜂蜜 20 克。

【功用】 润肺下气。

【主治】 老年人肺气肿。

【用法】 将川贝洗净，加适量水与蜂蜜一起炖服。

【来源】 《老年病食疗与宜忌手册》。

支气管哮喘

支气管哮喘是一种常见的支气管变态反应性疾病，临床上以反复发作、伴有哮鸣音的呼气困难为基本特征，可发生于任何年龄，但大多数于12岁以前起病，男孩多于女孩，好发于秋冬季节，寒冷地带高于温暖地区。本病属中医学"哮喘""哮证"范畴。

【诊断要点】

1. 发作前多有胸闷，呼吸不畅，鼻痒，连声喷嚏等先兆症状。

2. 出现发作性的气喘、咳嗽，有明显呼气困难，夜间多见，患者往往取坐位辅助呼吸肌参与活动，严重者出现紫绀、大汗淋漓。

3. 既往发作时，应用平喘药物有效。

4. 双肺出现不同程度的哮鸣音，有时不用听诊器也可闻及。长期发作者可有肺气肿征，合并感染时干湿性啰音并存，影响回心血量时可出现奇脉，但有时哮喘严重发作，气道通气量剧降，哮鸣音反而减少，甚至出现"沉默肺"。

5. 部分病人可发现诱发哮喘的过敏源如花粉、动物皮毛、螨、药物、化学物质。

6. 支气管激发试验阳性。

7. 发作时嗜酸粒细胞增高，并发感染时白细胞增高，痰可出现尖棱结晶和透明的哮喘珠。

二母粉

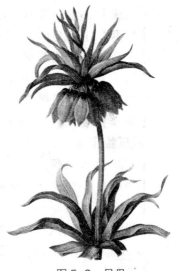

图 5-3　贝母

【组成】　贝母、知母各等份。

【功用】　止咳化痰。

【主治】　支气管哮喘。症见黄痰而稠，不易咳出，或有发热作喘。

【用法】　将二药物共研末，白开水送服，每日2次，每服10克，连服7日。

【来源】　民间。

【按】　方中贝母、知母清热化痰止咳。

137

白矾贝母蜜丸

【组成】 白矾 15 克，贝母 50 克，蜂蜜适量。

【功用】 清肺化痰，止咳平喘。

【主治】 咳喘。

【用法】 将二药物共研末，用蜜调制成丸，每丸 10 克重。每日 2 次，每次服 1 丸，白开水送服。

【来源】 民间。

【按】 贝母有祛痰镇咳作用。

乌贼骨地龙散

【组成】 乌贼骨、地龙各 60 克，百部 15 克，白糖 120 克。

【功用】 清肺化痰，止咳平喘。

【主治】 慢性支气管炎咳喘多痰。

【用法】 上药共研成细末，每次服 6 克，每日 3 次。

【来源】 民间。

【按】 方中地龙清肺平喘，百部、乌贼骨化痰止咳平喘。

冰糖豆腐羹

【组成】 豆腐、冰糖、青葱各适量。

【功用】 止咳定喘。

【主治】 支气管哮喘。

【用法】 用青葱管纳入冰糖，放在豆腐里，上锅蒸至冰糖溶解，青葱浸出液后，便可趁热吃豆腐并饮汤。

【来源】 民间。

丝瓜藤汁

【组成】 丝瓜藤。

【功用】 清肺化痰，止咳平喘。

【主治】 咳喘。

【用法】 取离地面 3 ~ 4 尺处的丝瓜藤，剪断，断端插入瓶中，鲜汁滴入瓶内，一天可集汁液 500 毫升。每次口服 30 毫升，1 日 3 次。

【来源】 民间。

南瓜膏

【组成】 南瓜 5 个，鲜姜汁 10 毫升，麦芽 1500 克。

【功用】 化痰止咳平喘。

【主治】 哮喘。

【用法】 将南瓜去籽，切块，入锅水煮极烂为粥，用纱布绞取汁，再将汁煮剩一半，放入姜汁、麦芽，以文火熬成膏，每晚服100克，严重患者早晚服用。

【来源】 民间。

【疗效】 效果极佳。

冰糖车前草汤

【组成】 鲜车前草60克，冰糖30克。

【功用】 清肺化痰止咳。

【主治】 痰咳、喘促，咯血。

【用法】 炖服，频饮。

【来源】 民间。

【按】 方中车前草清肺化痰，用于肺热咳喘。

参芪汤

【组成】 党参、黄芪、白术、怀山药、大红枣各等份。

【功用】 补肺益气，止咳平喘。

【主治】 肺气虚弱咳喘。

【用法】 水煎服，每日3次。

【来源】 民间。

【按】 方中党参、黄芪、白术、怀山药益气健脾，补益肺气。

肺炎

肺炎是指各种致病因素引起肺实质急性炎症的一种呼吸系统疾病。由于肺脏直接与外界相通且为血液循环必经的重要器官，因而易受各种致病因素的侵袭而发病，病因分为细菌、病毒、支原体、立克次体、真菌和原虫感染等。病变的解剖分布分为大叶性、肺段性、小叶性和间质性肺炎。临床诊断宜将两者结合起来，本病一般属于中医学"风温""咳嗽"等范畴。

【诊断要点】

1. 症状可见发热、恶寒或寒战、咳嗽、咳痰、胸痛、气促以及头痛、全身肌肉酸痛、软弱无力、衰竭等不同程度的毒血症状。

2. 肺炎种类繁多，应结合 X 线检查和实验室痰液涂片、痰培养及免疫血清试验等检查综合分析判断。

3. 本病应与肺结核、肺部肿瘤、肺梗死、肺脓肿等鉴别。

麒麟菜汤

【组成】 麒麟菜、海带各 30 克，贝母 9 克。

【功用】 清肺祛痰。

【主治】 感染性肺炎。

【用法】 将上三味放入砂锅内煎煮，取汁去渣，每剂煎 2 次，将 2 次煎液混合，分 2 次服，每日 1 剂。

【来源】 民间。

【按】 贝母有镇咳和祛痰作用。

昆布海带根汤

【组成】 昆布、海带根各 30 克，知母 15 克，桔梗、浙贝各 10 克。

【功用】 清热化痰止咳。

【主治】 肺炎、支气管炎。

【用法】 上药连煎 2 次，2 次煎液混合后服，每日 1 剂，分 2 次服。

【来源】 民间。

【按】 方中知母、桔梗、浙贝清肺化痰，昆布、海带消痰利水。

山苦荬汤

【组成】 山苦荬 9 克。

【功用】 清热解毒，泻肺火。

【主治】 肺炎。

【用法】 水煎服。

【来源】 民间。

大青叶（板蓝根）汁

【组成】 大青叶 60 克，芦根 30 克，猪胆汁 20 克。

【功用】 清热解毒，凉血生津。

【主治】 大叶性肺炎。

【用法】 将前两味药水煎，取汁，用此汁冲服猪胆汁 5 克，每日 2 次。

【来源】 民间。

【按】 方中大青叶（板蓝根）、猪胆汁清泻肺热，芦根清热凉血生津。

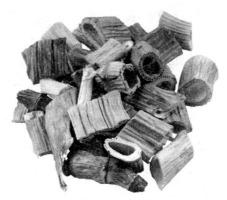

图 5-4　芦根

贝母甘草散

【组成】 川贝母 30 克，甘草 15 克，硼砂 9 克。

【功用】 清热凉血。

【主治】 大叶性肺炎。

【用法】 将上药共研为细末，每次 5 克，每日 3 次。

【来源】 民间。

【按】 贝母有镇咳作用，川贝流浸膏、川贝母碱均有不同程度的祛痰作用。

白茅根汤

【组成】 白茅根 10 克，甘草 6 克，麦冬 10 克，桑白皮 10 克。

【功用】 清热平喘，养阴生津。

【主治】 大叶性肺炎。

【用法】 水煎服。

【来源】 民间。

【按】 方中桑白皮清热化痰，甘草、麦冬养阴生津，白茅根清热利水。

鳗鱼羹

【组成】 鳗鱼数尾，食盐少许。

【功用】 健脾和胃，益肝肾。

【主治】 慢性肺炎。

【用法】 选活大鳗鱼数尾，清水洗净，先煮沸清水，将活鳗鱼投入，加盖，煮 2～3 小时，待鳗鱼浮于水面，取油加食盐少许，每次服半匙，每日 2 次，饭后服用。

【来源】 民间。

银杏

【组成】 银杏适量，麻油适量。

【功用】 健脾化痰，理气定喘。

【主治】 慢性肺炎。

【用法】 将银杏壳剥去，置于罐中，麻油煎沸冲之，封罐埋于地下 2 尺深处，1 日后食用，每次 4 粒，1 日 2 次，用温水冲服。

【来源】 民间。

慢性肺源性心脏病

慢性肺源性心脏病是由于肺、胸廓或肺动脉血管慢性病变所致的肺循环阻力增加、肺动脉高压，进而使右心肥厚、扩大，甚至发生右心衰竭的心脏病。本病较为常见，多发于 40 岁以上，随着年龄增长而患病率增高。本病分为缓解期和急性加重期，急性发作以冬、春季多见。急性呼吸道感染常为急性发作的诱因，导致肺、心功能衰竭。临床上以反复咳嗽、喘息、咳痰、水肿、紫绀等为主要特征，本病一般属于中医学"喘证""痰饮""心悸""水肿""肺胀"等病范畴。

【诊断要点】

1.有慢性咳嗽、咳痰、气喘等肺、胸疾病史，出现心悸、食欲缺乏、少尿、发绀、呼吸困难加重等症状。

2.明显肺气肿征，剑突下心脏搏动明显，三尖瓣区出现收缩期杂音，肺动脉瓣区第二心音亢进，心率增速；肝大压痛，肝颈静脉回流征阳性，下肢水肿及腹水。

3.X 线表现胸肺慢性病变、肺动脉高压和右室增大。

4.心电图表现电轴右偏，顺钟向转位，右室肥大，肺性 P 波等。

5.超声心动图示右室流出道增宽，右室肥大、肺动脉内径增大等。

人参苏叶汤

【组成】 人参 3 克，苏叶 6 克，前胡 10 克，桔梗 6 克，枳壳 6

克，葛根 10 克，陈皮 10 克，半夏 6 克，云苓 10 克，甘草 3 克，麻黄 6 克，杏仁 6 克，旋覆花 6 克。

【加减】　若胸满痰多加瓜蒌 15 克、远志 15 克、硼砂 3～6 克；高烧咽痛者，加板蓝根 15 克、穿心莲 15 克；胃胀恶呕者，加川朴 10 克、萝卜子 10 克、佩兰 10 克；大便秘结者，加元明粉 3 克、胖大海 10 克；支气管痉挛者，加全虫 6 克、僵蚕 6 克。

【功用】　宣肺散寒平喘。

【主治】　适用肺心病继发上呼吸道感染初期。有咳喘气短、吐白痰、恶寒发热、鼻塞流涕、头身痛、舌苔薄白、脉浮紧或浮弦滑者。

【用法】　水煎服，每日 1 剂。

【来源】　民间。

【按】　方中麻黄、苏叶散寒宣肺，杏仁、旋覆花、半夏、桔梗、前胡化痰平喘，枳壳、陈皮理气，佐以人参、云苓健脾化痰。

黄芪玉竹片

【组成】　太子参 9 克，黄芪 15 克，玉竹 9 克，附片 6 克，补骨脂 9 克，淫羊藿 15 克，丹参、赤芍各 9 克，红花 6 克，虎杖 15 克。

【功用】　补脾肺肾，活血。

【主治】　适用肺心病之虚症期，有咳喘气短者。

【用法】　制成糖衣片，每次 0.3 克，每次 6 片，每日 3 次，3 个月为 1 疗程，连服 2 个疗程。

【来源】　民间。

【按】　方中黄芪、太子参、玉竹补益脾肺，补骨脂、淫羊藿补肾，佐以丹参、赤芍、红花活血。

当归丹参散

【组成】　党参 9 克，当归 24 克，丹参、生乳香、百部各 15 克，琥珀 9 克，肉苁蓉 15 克，紫河车 9 克，鼠妇虫 24 克。

【功用】　清热化痰，止咳平喘。

【主治】　适用于慢性肺源性心脏病缓解期。

【用法】　共研细末，分成 90 包，每日 3 次，每次 1 包，温开水送服，30 天为 1 疗程。

【来源】　民间。

冬花杏仁汤

【组成】 冬花、杏仁、百部、甘草、麦冬、紫菀、桔梗各10克，地龙、丹参、赤芍各12克，蒲公英、知母、黄芩各15克，瓜蒌20克。

【功用】 清热止咳，化痰平喘。

【主治】 适用于慢性肺源性心脏病急性期。

【用法】 水煎服，每日2次，每15～20天为1疗程。

【来源】 民间。

【按】 方中黄芩、蒲公英、知母清热，冬花、杏仁、百部、紫菀、桔梗、瓜蒌清肺止咳化痰，佐以丹参、赤芍活血祛瘀。

麻黄杏仁汤

【组成】 麻黄10克，杏仁6克，石膏30克，甘草6克，芦根30克，前胡10克，白前10克，牛蒡子10克，黄芩10克，连翘10克，双花10克。

【加减】 若咯血者，加生地榆10克、小蓟15克、儿茶6克、青黛10克；若痰脓腥臭者，加鱼腥草30克、白头翁10克、蒲公英30克；咯血、咯脓臭痰去麻黄；若脉律不齐者，加冬虫草10克、明党参6克、毛冬青10克。

【功用】 宣肺止咳，化痰平喘。

【主治】 适用于肺心病呼吸道感染加重期。

【用法】 水煎服，每日2次。

【来源】 民间。

【按】 方中麻黄、前胡、白前、牛蒡、杏仁宣肺解表止咳，石膏、黄芩、连翘、双花、芦根清热解表。

沙参黄精汤

【组成】 南沙参50克，黄精、苏子、赤芍各30克，木蝴蝶10克，地龙12克，制南星、葶苈子各15克，黄芩30克，甘草15克，沉香6克（为末，分6次冲服）。

【功用】 补益肺气，化痰平喘。

【主治】 慢性肺源性心脏病。

【用法】 水煎服。第一次加水适量，煎沸15分钟后取汁；再加水适量煎沸 20 分钟取汁；再加水适量煎沸 25 分钟取汁，3 煎药汁合在一容器内振摇后分 6 次服。

【来源】　民间。

【按】　方中南沙参、黄精补益肺气，南星、葶苈子、苏子、木蝴蝶、黄芩清热化痰平喘，佐以沉香理气，赤芍、地龙活血。

茯苓白术汤

【组成】　茯苓 15 克，明党参 10 克，白术 10 克，炙甘草 3 克，炙麻黄 10 克，附子 10 克，细辛 3 克

【加减】　随症加减。

【功用】　蠲饮除痰，补益心肺，化瘀。

【主治】　肺心病兼心功能不全为主者。症见咳逆倚息不得卧、心悸气短、胸闷胁痛、水肿、尿少、口唇发绀、舌紫暗或有瘀点等。

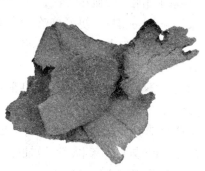

图 5-5　茯苓

【用法】　水煎服，1 日 2 次。

【来源】　民间。

【按】　方中麻黄、细辛宣肺化饮祛痰，茯苓、明党参、白术健脾化痰，附子补火助阳，有强心作用。

牛膝二地汤

【组成】　牛膝 10 克，寸云 10 克，熟地 15 克，杜仲 10 克，黄柏 6 克，五味子 6 克，当归 6 克，枸杞子 10 克，山萸 10 克，山药 10 克，云苓 15 克，泽泻 6 克，丹皮 6 克

【功用】　补益心、脾、肾，止咳祛痰。

【主治】　脾肾两虚型心功能不全。症见咳嗽气短、活动后加重、水肿、尿少、食少肚胀、面色苍白，舌淡胖嫩、苔薄白，脉沉弦或脉律不整。

【用法】　水煎服，1 日 2 次。

【来源】　民间。

【按】　方中牛膝、杜仲、山萸、枸杞子、熟地补益心肾，寸云、

山药、云苓健脾，佐以泽泻、丹皮、黄柏防止补益太过，五味子止咳平喘。

高血压

高血压病是指体循环动脉收缩压和（或）舒张压持续升高的病证。患者以头痛、眩晕为主症，属中医学"眩晕"范畴。晚期常有心、脑、肾等靶器官损害，是中风和冠心病的主要危险因素。成人每隔两周测上臂血压 1 次，连续 3 次收缩压 ≥ 140mmHg 或（和）舒张压 ≥ 90mmHg，便可确诊为高血压。血压高而见头痛头晕、烦躁易怒、口干口苦、面红目赤者多为肝阳上亢；胸脘痞闷，泛恶呕吐者多为痰湿内蕴，以邪实为主；眩晕耳鸣，腰膝酸软，五心烦热者为肾阴不足；兼面色白、畏寒肢冷、气短乏力者为阴阳两虚，以本虚为主。头痛眩晕时发时止，情绪紧张或劳累后血压上升，休息后可降低者病势较缓；血压突然或持续升高，头痛剧烈、视物昏花、恶心呕吐或手足麻木、四肢抽搐者病情危重，当积极抢救。

半夏白术天麻汤

【组成】半夏 10 克，白术 10 克，天麻 10 克，陈皮 6 克，茯苓 20 克，甘草 6 克，车前子 10 克（包煎），川贝母 10 克，焦三仙 60 克，生姜 3 片，大枣 3 枚。

【功用】健脾和胃，祛痰化湿。

【主治】痰湿中阻型高血压。

【用法】水煎服，1 日 1 剂，10 剂 1 疗程。

【来源】民间。

生花生

【组成】生花生米（带衣者）半碗，醋适量。

【功用】清热，活血。

【主治】高血压。

【用法】用好醋倒至满碗，浸泡 7 天，每日早晚各吃 10 粒，血压下降后可隔数日服用一次。

【来源】民间。

【按】 该方可保护血管壁，对阻止血栓形成有效。

藕节汤

【组成】 藕节3个，荞麦叶50克。

【功用】 除热清积，化瘀止血。

【主治】 高血压引起的眼底出血。

【用法】 水煎服。

【来源】 民间。

猪腰杜仲汤

【组成】 猪腰子250克，杜仲15克，豆油250克，葱30克，姜、蒜、白糖、酱油、料酒、盐、花椒、淀粉适量。

【功用】 补肝肾，强筋骨，降血压。

【主治】 高血压。

【用法】 ①猪腰子从中间平剖成两半，除去脂膜后切成片，用刀划成小方格，再切成条，葱、姜、蒜切成小片。②用刀刮去杜仲的粗皮，洗净后切成条，放炒锅内，加凉水70毫升，中火煎煮，水沸后30分钟滤去渣，取汁约50毫升备用。③取10克淀粉放碗内，加25毫升杜仲汁、料酒、盐，放入切好的猪腰拌匀；另一碗放入白糖、酱油，醋及余下的淀粉、杜仲汁调匀。④炒锅置旺火上，放油烧至冒青烟时，先下花椒，然后放入葱、姜、蒜片及猪腰，快速翻炒约半分钟，倒入调好的汁，再翻炒几下出锅装盘。

【来源】《偏方大全》。

瓜皮草决明汤

【组成】 风干西瓜皮30克，草决明15克。

【功用】 清热散风。

【主治】 高血压。

【用法】 加水煎汤，代茶饮。

【来源】 民间。

【按】 草决明有降压、利尿作用，还能降血脂，抑制动脉粥样硬化。

海蜇皮丝

【组成】 菠菜根100克，海蜇皮50克，香油、盐、味精适量

【功用】 平肝，清热，降压。

【主治】 可解除高血压之面赤、头痛。

【用法】 先将海蜇洗净切成丝，再用开水烫过，然后将用开水焯过的菠菜根与海蜇加调料同拌，即可食用。

【来源】 民间。

柠檬汤

【组成】 柠檬1个，马蹄10个。

【功用】 滋阴平肝。

【主治】 高血压或心肌梗死。

【用法】 水煎，可食可饮，常服有效。

【来源】 民间。

桑树根汤

【组成】 桑树根100克。

【功用】 平肝降压。

【主治】 高血压。

【用法】 加水8碗煎至1碗服。

【来源】 民间。

心律失常

心律失常是指多种原因所致的心脏自律性、兴奋性及传导性异常而使心脏收缩的频率或节律发生异常。引起心律失常的原因甚多，如心肌本身的病变、电解质紊乱、药物、缺氧、情绪激动、吸烟、喝浓茶、咖啡或酗酒等，临床上可表现为心动过缓和心动过速两种类型。有些心律失常如轻度窦性心动过缓、偶发期前收缩并不影响健康，但有些心律失常如快速心房颤动、室性心动过速可严重降低心血搏出量，使血压下降，从而影响心、脑、肾等重要器官的血流灌注量，使患者感到心悸、胸闷、头晕、乏力。而心室扑动、心室颤动有致命危险，需立即抢救。心律失常的脉象主要表现为数、迟、疾、促、结、代等，属于中医学"惊悸""怔忡"范畴。

生姜当归汤

【组成】 当归、生姜各75克，瘦羊肉1000克，大料、桂皮少许。

【功用】 养血安神。

【主治】 对于心动过缓、病窦、传导阻滞者效果好。

【用法】 文火焖至肉烂熟，去药渣，食肉服汤，每次适量。

【来源】 民间。

生地麦冬汤

【组成】 生地10克，麦冬12克，沙参9克，百合12克，山萸肉9克，酸枣仁10克，丹参、苦参、川连、茶树根各9克。

【加减】 神疲气短、合生脉散、耳鸣、腰酸腿软，加熟地、制首乌、枸杞、桑寄生；面赤烦热、手足心热、盗汗，加知母、黄柏、丹皮、玄参、龟板；失眠、头痛、目眩、脉细弦促，加白芍、钩藤、蝉衣、明天麻、龙骨、牡蛎；舌质黯红，加红花、益母草、赤芍。

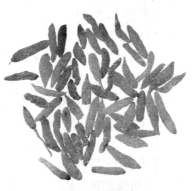

图5-6 麦冬

【功用】 本方滋肾养心宁神。

【主治】 适用于因心肾阴虚所致的心律失常，症见心悸，头晕，视物模糊，口干，口苦，心烦失眠，舌红、少苔，脉促而细。

【用法】 水煎服，每日1剂，分2次服。

【来源】 民间。

南星半夏汤

【组成】 竹沥、半夏各12克，胆南星6克，天竺黄9克，竹茹、川黄连各10克，山豆根12克，石菖蒲、朱茯神、炙远志各9克。

【加减】 若气短，加太子参。

【功用】 化痰通窍，清热安神。

【主治】 用于心律失常。

【用法】 水煎服，每日1剂，分2次服。

【来源】 民间。

黄芪党参汤

【组成】 黄芪、党参各 10 克，黄精 12 克，炙甘草 6 克，丹参 9 克，赤芍、红花各 6 克。

【加减】 若胸痛明显加桂枝、附片、党参改人参；舌红少津，加玉竹、生地、麦冬。

【功用】 活血养血安神。

【主治】 适用于脉虚无力、有歇止者。

【用法】 水煎服，1 日 1 剂，分 2 次服。

【来源】 民间。

甘草桂枝汤

【组成】 炙甘草 15 克，桂枝 9 克，党参 15 克，麦冬 15 克，五味子 9 克，茯苓 9 克，远志 9 克，菖蒲 6 克，生地 9 克，阿胶 9 克。

【功用】 补气敛阴，益气养血。

【主治】 心律失常。

【用法】 水煎服，每日 1 剂。

【来源】 民间。

赤芍红花汤

【组成】 当归、赤芍各 10 克，红花、丹参、琥珀、广郁金、檀香、川芎各 6 克

【加减】 若口黏、苔浊腻，加法半夏、苍术、白术、甘松、石菖蒲；胸痛明显，加失笑散、延胡索；情志不舒、胸胁闷痛，加柴胡、枳壳、香附、白芍。

【功用】 理气，活血，调脉。

【主治】 适用于气滞血瘀所致的心律失常。

【用法】 水煎服，每日 1 剂，分 2 次服。

【来源】 民间。

人参汤

【组成】 人参 3 ~ 5 克。

【功用】 益气养心。

【主治】 适用于各种心律失常。

【用法】 水煎饮汤食参，亦可用人参片适量嚼服，每日 1 ~ 2 次。

【来源】 民间。

苦参甘草汤

【组成】 苦参、鹿衔草、炙甘草各 10 ~ 15 克。

【功用】 清心安神。

【主治】 用于早搏（期前收缩）。

【用法】 水煎，分 2 次服，每日 1 剂。

【来源】 民间。

冠心病

冠状动脉粥样硬化性心脏病系指冠状动脉粥样硬化使血管腔狭窄或阻塞引起心肌缺血缺氧或坏死的心脏病，它和冠状动脉痉挛一起，统称为冠状动脉性心脏病，简称冠心病，亦称缺血性心脏病。

根据冠状动脉病变的部位、范围、血管阻塞程度和心肌血供不足的发展速度不同，本病可分为五种临床类型：

1. 隐匿型冠心病：病人无明显心绞痛症状，偶有胸闷或心悸气短的感觉，静息时或负荷试验后心电图有 ST 段压低，T 波低平或倒置等心肌缺血的改变。病理学检查心肌无明显组织形态改变。此型冠心病多属中医学"胸痹"的气滞型、血瘀型、痰阻型。

2. 心绞痛型冠心病：有发作性胸骨后疼痛，为一时性心肌供血不足引起，病理学检查心肌无明显组织形态改变，此型属中医学"胸痹""心痛"范畴。

3. 心肌梗死型冠心病：胸痛症状严重，由冠状动脉闭塞引起心肌缺血性坏死所致，此型相当于中医学的"真心痛"。

4. 心力衰竭和心律失常型冠心病：表现为心脏增大，心力衰竭或心律失常，为长期心肌缺血导致心肌纤维化引起，此型属于中医学"水肿"和"心悸"范畴。

5. 猝死型冠心病：因原发性心脏骤停而猝然死亡，多为缺血心肌局部发生电生理紊乱，引起严重心律失常所致，此型属中医学"厥脱"证范畴。

参七散

【组成】 西洋参、川三七、鸡内金各等份。

【功用】 益气活血。

【主治】 冠心病气阴两虚、瘀浊留滞者，症见头晕耳鸣，口干，腰酸腿软，夜尿频数，心悸气短，胸闷，或伴有胸闷心悸、面色晦暗，夜卧不安，舌质紫暗，或有瘀斑，或舌红无苔、脉沉细数无力、尺寸脉弱。

【用法】 以上3味各研细末，装瓶内备用。每日3次，每次2克，空腹温开水送下。

【来源】《中国当代名医验方大全》(盛国荣方)。

【按】 方中西洋参补益气阴，三七活血化瘀，鸡内金消食助运。

二参汤

【组成】 党参20克，丹参20克。

【加减】 气虚甚者，党参改为红参，或加大党参用量，并酌加黄芪、太子参；气阴两虚者，党参改为西洋参，并酌加麦门冬、玉竹；血瘀为主者，可加大丹参用量，并酌加当归、三七粉；血瘀气滞者，加降香、川芎；气滞郁热者，加黄连、竹茹；血虚者，加枣仁、白芍、枸杞子；阴虚阳亢，风上扰者，加白芍、石决明、生牡蛎、菊花；肝肾不足者，加桑葚、黑芝麻、枸杞子；痰湿阻络者，加陈皮、半夏、茯苓、薏苡仁。

【功用】 养心活血。

【主治】 气虚血瘀型冠心病，症见胸痛、胸闷、心悸、心慌、舌有瘀点或瘀斑、脉细或涩等。

【方解】 古有二参丹，由人参和丹参组成。以人参养心，丹参活血，共奏养心活血之功，可用于心气心阴不足、心血瘀阻引起的心悸、胸闷、胸痛诸症。本方之二参汤以党参代人参，其作用仍为养心活血，因其价廉故可广泛应用。

【用法】 常规煎服。

【来源】《中国当代名医验方大全》。

桂附散

【组成】 附子60克，肉桂30克，冰片10克，麝香0.15克，人参 30 克，三七 30 克。

【加减】　气虚甚者，应加人参用量，并酌加黄芪、太子参；血瘀为主者，可酌加丹参、当归、三七粉；血瘀气滞者，加降香、川芎。

【功用】　养心益气，活血化瘀。

【主治】　治疗冠心病、病态窦房结综合征均有较好疗效。症见心胸阵痛，如刺如绞，固定不移，入夜为甚，伴有胸闷心悸、面色晦暗、舌质紫暗或有瘀斑、舌下络脉青紫、脉沉涩或结代。

【方解】　附子、肉桂属大热之品，功能补肾壮阳，人参补气益阴，三七活血化瘀，麝香、冰片开窍醒神，活血散结，全方共奏养心益气、活血化瘀之功。

【用法】　以上各药研为极细末，拌和均匀后装入胶囊中，每个胶囊装生药 1 克，每日服 3 次，每次服 1 克。

【来源】　《冠心病良方》。

丹参饮子

【组成】　柴胡 6 克，陈皮 6 克，丹参 32 克，合欢花 15 克。

【加减】　血瘀为主者，可加大丹参用量，并酌加当归、三七粉；气虚甚者，酌加黄芪、太子参；气阴两虚者，可酌加西洋参、麦门冬、玉竹；血瘀气滞者，加降香、川芎；气滞郁热者，加黄连、竹茹。

【功用】　活血化瘀，行气止痛。

【主治】　适用于冠心病所致头晕、胸闷、心悸、心慌、心胸阵痛，如刺如绞，固定不移，入夜为甚等症。

【用法】　水煎服。4 味药先用水浸透，然后用武火煮沸，再用文火煎 30 分钟。每日服 3 次，每次 50 毫升。

【来源】　《冠心病良方》。

【按】　方中重用丹参以活血，余下 3 味均有明显的理气宽中作用。

延胡川楝汤

【组成】　延胡索 30 克，川楝子 30 克。

【加减】　寒证较显著者加附子 10 克、干姜 6 克；伴血瘀表现者加当归 15 克、丹参 10 克。

【功用】　行气止痛。

【主治】　适用于心前区疼痛、胸闷者。

【用法】 水煎服，每日 1 剂。

【来源】《中国民间验方大全》。

【按】 方中延胡索行血中气滞、气中血滞，川楝子行气止痛，两药合用止痛之力增强，故能止痹痛。

首乌玉米粥

【组成】 何首乌 100 克，玉米面 50 克。

【加减】 津液不足，口干舌燥之症甚者，常加桑葚、麦冬、玉竹、石斛、天花粉；若心阴虚甚，盗汗心烦，加麦冬、五味子、柏子仁、酸枣仁。

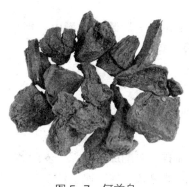

图 5-7　何首乌

【功用】 滋阴益肾，养心安神。

【主治】 治疗胸痹心痛证属心肾阴虚者。症见头晕耳鸣，面红目赤，口干舌燥，性急易怒，腰酸腿软，大便干结，夜尿频数，心悸气短，胸闷等症。

【用法】 将玉米面炒黄与研好之何首乌细末混合。每日 3 次，空腹服用，每次 2 ～ 3 克。

【来源】《中国民间验方大全》。

【按】 方中何首乌能补血养肝，益精固肾，乌须发，强筋骨。

菊花山楂茶

【组成】 菊花 3 克，生山楂片 15 克，草决明 15 克。

【加减】 兼见血虚而视力减弱者加当归、白芍或菊花，兼耳聋者加磁石、葛根，兼肾阳虚者加肉桂、附片、巴戟天。

【功用】 益阴制阳。

【主治】 治疗胸痹心痛证属阴虚阳亢者。症见心痛胸闷，烦躁不安，易于激动，头痛且晕，肢麻面赤，烦热口干，舌质红或紫暗，苔薄黄，脉细弦有力。

【方解】 方中菊花滋阴清热，养心安神之效明显，配伍草决明清热明目，山楂调胃行气止痛，全方共奏益阴制阳止痛之功。

【用法】 药入保温瓶，用沸水冲泡半小时，每天 1 次，连服

15 ~ 20 天。

【来源】《中国民间验方大全》。

病毒性心肌炎

病毒性心肌炎是由于各种病毒感染引起心肌炎症性改变，从而导致心肌损伤、心律失常，甚至心功能不全的一种疾病。病变虽以心肌为主，但心包、心内膜亦可累及。目前已知许多种病毒能引起本病，以呼吸道和肠道病毒如柯萨奇、艾柯、流感、腮腺炎、风疹和腺病毒等为主要病原。本病临床表现复杂多变，病情轻重相差悬殊。许多心肌炎患者由于炎症为局灶性而呈亚临床型，症状轻微，仅由心电图改变。婴儿易患恶性柯萨奇病毒所引起的心肌炎，多数发病急骤，病情险恶而表现为高热、紫绀、呼吸窘迫、心脏增大及充血性心力衰竭，死亡率较高，成人多患间质性心肌炎。急重病例可出现左心或全心衰竭、严重心律失常和传导阻滞，甚至发生心源性脑缺氧综合征或猝死。慢性期患者多有心功能不全和心脏缺血改变，病情反复，大多丧失劳动能力。根据本病病因及临床表现特点，属于中医学"温毒""胸痹""心悸"范畴。

【诊断要点】

1. 症状

（1）发病前 1 ~ 2 周有急性病毒感染史，常以呼吸道和肠道症状为主，伴有肌痛、发热或关节酸痛。

（2）有头晕、乏力、胸闷、胸痛、心悸等临床症状，或突然厥脱、喘息不能平卧者。

2. 体征

叩诊可示心脏扩大，听诊可示与体温不成比例的心动过速或心动过缓，可伴心律失常、心包摩擦音等。

3. 辅助检查

（1）心电图：①ST-T 改变，包括 ST 段升高或压低，T 波平坦或倒置。②期前收缩、心动过速或过缓，期前收缩最为常见，其中以室性早搏占 70% 左右。③传导阻滞，以 Ⅰ° ~ Ⅱ° 房室传导阻滞最常见，重症者可致快速型室性心律失常或完全性房室传导阻滞。

（2）病原学的直接或间接诊断指标：①病毒分离：从心内膜、心肌或心包穿刺液中分离出病毒。②心内膜、心肌活体标本的荧光抗体检查：证实有病毒抗原。③电镜：证实心内膜、心肌标本有病毒颗粒。④血清抗体测定：在急性期和恢复期前后相隔 2 ~ 4 周的双份血清的病毒中和抗体滴定度呈 4 倍以上的增加，或者血凝抑制抗体或补体结合抗体有 4 倍以上的升高。用酶联免疫吸附试验（ELISA）检测特异性 1 克 M 抗体增高大于 1 ：32 支持本病的诊断。

其他检查如血清酶学检查、免疫学检查、X 线、超声心动图等有利于诊断。

益气健心汤

【组成】 黄氏、丹参各 30 克，太子参、山楂、麦冬各 20 克，炙甘草 10 克。

【功用】 益气滋阴，养心安神。

【主治】 病毒性心肌炎。

【用法】 每天 1 剂，水煎液成 400 毫升，分早晚温服。

【来源】 苏亚秦，《陕两中医》，1990。

银耳汤

【组成】 银耳 15 克，太子参 25 克，冰糖适量。

【功用】 益气养血宁心。

【主治】 病毒性心肌炎。

【用法】 水煎后饮用。

【来源】 民间。

导赤散

【组成】 生地 15 克，木通、甘草梢各 6 克，竹叶 10 克。

【功用】 清心泻火。

【主治】 病毒性心肌炎。

【用法】 每日 1 剂，水煎分服。

【来源】 《新编心血管病验方荟萃》。

【按】 方中生地凉血养阴清热；木通、竹叶清心降火，导热下行；甘草梢既清解热毒，又补益心脾。诸药合用，切中病机，故奏效甚捷。

党参黄芪汤

【组成】 党参、黄芪各 30 克，肘子 1 个。

【功用】 益气宁心安神。

【主治】 病毒性心肌炎。

【用法】 上笼蒸烂后，早晚食用。

【来源】 民间。

【按】 黄芪具有明显抗病毒、增强机体细胞免疫及体液免疫功能，促进抗体合成，提高白细胞诱生干扰素能力。

竹笋

【组成】 竹笋 120 克，瘦猪肉 100 克。

【功用】 益气宁心。

【主治】 病毒性心肌炎。

【用法】 切丝，瘦猪肉 100 克切成片，用花生油爆炒，食用。

【来源】 民间。

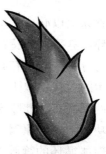

图 5-8　竹笋

黄芪汤

【组成】 黄芪 30 克。

【功用】 益气养血宁心。

【主治】 病毒性心肌炎。

【用法】 水煎服，1 日 3 次，连服 60 日。

【来源】 民间。

【按】 黄芪具有保护心肌、改善心功能的作用。

虾壳远志汤

【组成】 虾壳 25 克，远志 15 克，酸枣仁 15 克。

【功用】 养血宁心安神。

【主治】 病毒性心肌炎。

【用法】 煎汤服，每日 1 剂，

【来源】 民间。

玄参生地汤

【组成】 玄参、生地各 15 ~ 30 克，沙参、麦冬、黄芩各 9 ~ 15 克，大青叶（板蓝根）6 ~ 9 克，蒲公英 9 ~ 12 克。

【功用】 滋阴生津，清热解毒。

【主治】 病毒性心肌炎。

【用法】 水煎内服。

【来源】 民间。

充血性心力衰竭

充血性心力衰竭为各种心脏病发展到一定程度时，心脏虽有足够前负荷，但心血排出量仍不能维持人体需要的一种临床综合征。临床上以心血排出量不足、组织血流量减少、肺循环及（或）体循环静脉瘀血为特征。发生过程分为急性和慢性两种，症状和体征又可分为左心、右心和全心衰竭三种。左心衰竭主要由肺部瘀血所产生的症状和体征，如阵发性呼吸困难，不能平卧，咯粉红色泡沫痰，两肺满布湿性啰音，左心扩大，心尖区呈奔马律，病史有引起左心功能不全的原因，X 线及心电图检查示左心扩大。右心衰竭主要表现体循环的静脉瘀血所产生的症状和体征，如颈静脉怒张，肝大，蛋白尿，双下肢水肿等，以及心脏扩大，静脉压升高，病史有引起右心功能不全的原因。如同时具有左右房心力衰竭的表现，就可以诊断为全心衰竭。

中医古代文献中虽无心力衰竭的病名，但其主要临床表现在《内经》中已有详细记载。《素问·脏气法时论》："腹大，胫大，喘咳身重。"《素问·水热穴论》篇："水病下为跗肿大腹，上为喘呼不得卧者，标本俱病。"故本病属中医学"水肿""心悸""痰饮""咳喘"范畴。

青皮汤

【组成】 青皮、陈皮、杏仁、麻黄、石膏、益智仁各 10 克，茶叶 3 捏、白糖 3 捏、大萝卜 3 片。

【功用】 宣肺化痰利水。

【主治】 适用于充血性心力衰竭。

【用法】 水煎服。忌食豆类做的食物。

【来源】 民间。

贝母合剂

【组成】 知母、贝母（去心）各10克。

【功用】 化饮祛痰。

【主治】 适用于充血性心力衰竭。

【用法】 水2盅，姜3片，煎8分，不拘时间服之。

【来源】 民间。

甜梨

【组成】 甜梨1个，胡椒50粒。

【功用】 养阴生津。

【主治】 适用于充血性心力衰竭。

【用法】 在梨上刺50孔，每孔纳胡椒1粒，面裹煨熟，待冷去椒食梨。

【来源】 民间。

强心汤

【组成】 人参（另煎）、附子（先煎）各6克，黄芪30克，当归、丹参、茯苓、白术、葶苈子各15克，桂枝、枳壳、川芎、泽泻、麦冬各12克。

【功用】 益气养阴，利水消肿。

【主治】 适用于充血性心力衰竭。

【用法】 每天1剂，水煎服，早晚各服1次。

【来源】 张立营等，《辽宁中医杂志》，1992。

太子参合剂

【组成】 太子参30克，炙黄芪15克，南、北沙参各10克，生地、白术、白芍、麦冬、五味子、桃仁、当归各10克，茯苓20克。

【功用】 益气养阴，活血祛瘀。

【主治】 气阴两虚型充血性心力衰竭。

【用法】 水煎服，1日1剂。

【来源】 民间。

【按】 方中太子参、炙黄芪、炙甘草补益心气；南、北沙参、生地、麦冬、白芍、当归补阴养血；白术、茯苓既可健脾，又可防沙参等滋腻之弊；桃仁活血化瘀；五味子既助沙参、生地、麦冬等养阴，又可敛心肺之气；诸药合用，有补气养阴之功效。

葶苈子汤

【组成】 葶苈子6～10克。

【功用】 利水消肿。

【主治】 适用于充血性心力衰竭。

【用法】 水煎服，每天2～3次。

【来源】 民间。

北五加皮汤

【组成】 北五加皮6～10克。

【功用】 利水消肿。

【主治】 适用于充血性心力衰竭。

【用法】 水煎服，每天2～3次。

【来源】 民间。

万年青汤

【组成】 万年青20～30克。

【功用】 强心利尿。

【主治】 适用于充血性心力衰竭。

【用法】 水煎服或灌肠给药。

【来源】 民间。

高脂血症

由于脂肪代谢或运转失常使血浆中一种或多种脂质高于正常值称为高脂血症。脂质不溶或微溶于水，必须与蛋白质结合以脂蛋白形式存在，才能在血液循环中运转。因此，高脂血症常为高脂蛋白血症的反映。高脂血症可表现为高胆固醇血症、高甘油三酯血症或两者兼有，临床上可分为两大类：①原发性，较罕见，属遗传性脂代谢紊乱疾病；②继发性，常见于控制不良的糖尿病、饮酒、甲减、肾病、胆道阻塞、口服避孕药等，本症属于中医学"浊阻""痰湿""湿热""瘀血"等范畴。

【诊断要点】

1. 长期高脂饮食，体态肥胖，或有家族病史，或继发于糖尿病、肾病、甲减、胆道阻塞等疾病，以及长期饮酒。

2. 血清总胆固醇（TC）>5.7mmol/L，甘油三酯（T克）>1.7mmol/L。

荷叶山楂散

【组成】　干荷叶 60 克，生山楂、生薏米各 10 克，花生叶 15 克，橘皮 5 克，茶叶 60 克。

【功用】　降脂减肥。

【主治】　适用于高脂血症。

【用法】　上药共为细末，用沸水冲泡代茶饮。

【来源】　民间。

荷叶莲子汤

【组成】　鲜荷叶或干荷叶 200 克，水发莲子 50 克，鲜藕 100 克（切丝），绿豆芽 150 克，盐、味精各适量。

【功用】　降血脂。

【主治】　适于低热、小便不利、肥胖。

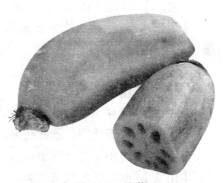

图 5-9　鲜藕

【用法】　将水发莲子与荷叶加水煎汤备用。素油烧热后放入藕丝炒至七成熟，再加入莲子、绿豆芽，放入荷叶、莲子汤适量，调加盐、味精，至熟出锅，佐餐用。

【来源】　民间。

豌豆苗豆腐汤

【组成】　豆腐、豌豆苗尖各 500 克。

【主治】　气虚便秘的肥胖者。

【用法】　将水煮沸后，把豆腐切块下锅，亦可先用菜油煎豆腐一面至黄，再加水煮沸，后下豌豆苗尖，烫熟即起锅，切勿久煮。每天以此做佐餐菜肴，必能减肥。

【来源】 民间。

枸杞茶

【组成】 枸杞子 30 克。

【功用】 降脂减肥。

【主治】 适用于高脂血症。

【用法】 开水沏泡，代茶饮，早晚各 1 次。

【来源】 民间。

【按】 枸杞有抑制脂质过氧化、抗衰老，保肝、抗脂肪肝的作用。

山楂菊花茶

【组成】 山楂、银花、菊花各 10 克。

【功用】 降脂减肥。

【主治】 适用于血脂高的肥胖者。

【用法】 三味共放锅中煎水代茶饮，频饮之，每天服 1 剂，连服半月至一月。

【来源】 民间。

绿豆荷叶汤

【组成】 绿豆 50 克，荷叶 1 张、白糖少许。

【功用】 夏天饮用，既能解暑，又能减肥降脂。

【主治】 可用于肥胖病患者。

【用法】 共煮成汤代茶饮服。

【来源】 民间。

山楂麦芽散

【组成】 山楂、麦芽、赤小豆、乌龙茶、莱菔子、草决明、泽泻各 30 克，陈皮、茯苓、藿香、夏枯草、六神曲各 15 克，炒二丑 6 克

【功用】 降脂减肥。

【主治】 适用于肥胖而血压高者。

【用法】 将药烘干，共研成粗末，用瓷罐或塑料袋密封即成。

每次用 6 ~ 12 克，泡开水，当茶饮。

【来源】　民间。

黄豆

【组成】　黄豆 500 克。

【功用】　降脂。

【主治】　适用于高脂血症。

【用法】　用清水把黄豆洗净，放入锅里炒 20 ~ 30 分钟，炒至金黄，找一个大口瓶，把凉的黄豆放入，装至半瓶左右，然后加满食用好醋，浸泡 7 天即可食用。每天早晚分别吃 10 ~ 20 粒醋泡黄豆。贵在坚持，定收良效。

【来源】　民间。

消化不良

消化不良是指与饮食有关的一系列不适症状，消化不良几乎人人都会罹患。有些人吃了诸如包心菜、豆类、洋葱或黄瓜等，或饮酒和含碳酸成分的饮料后，都会发生一种或多种消化不良症状。有些人饮食速度太快，吃得太油腻或吃得太多，以及因焦虑、紧张或抑郁等也可能发生。怀孕妇女、大量吸烟者、便秘者及肥胖者特别容易患消化不良，本病属中医学"胃痞"范畴。

【诊断要点】

1. 上腹痛、腹胀、易饱、嗳气、反酸、上腹烧灼感、恶心、呕吐等上消化道症状超过 4 周。

2. 内镜检查未发现溃疡、糜烂、肿瘤等器质性病变，未发现食管炎，也无上述疾病史。

3. 实验室、B 超、X 线等检查排除肝、胆、胰及肠道器质性病变。

4. 无糖尿病、结缔组织病及精神病等全身性疾病。

鸡内金散

【组成】　鸡内金适量。

【功用】　消积化滞。

【主治】　此方适用于食积。

【用法】 将鸡内金晒干捣碎，研末过筛。早晚饭前1小时服，每次3克。

【来源】 民间。

【按】 现代研究显示口服鸡内金后胃液分泌量、酸度及消化力均见增高，这种作用出现较迟，但维持时间较长。服药后胃肠运动功能也明显增强，表现在胃运动期的延长及蠕动波的增强，胃排空速率也大大加快。

焦锅巴散

【组成】 焦锅巴适量。

【功用】 消食。

【主治】 消化不良。

【用法】 将焦锅巴炒成炭，研为细末，每天服5～10克。

【来源】 民间。

糯稻芽汤

【组成】 糯稻芽30克，大麦30克。

【功用】 消食化滞。

【主治】 适用于食积不化、食欲缺乏者。

【用法】 水煎服。

【来源】 民间。

【按】 稻芽能使淀粉糖化，故有促进消化、增进食欲的作用。

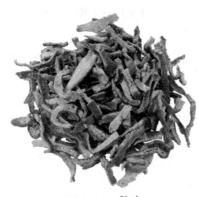

图5-10　陈皮

陈皮牛肉汁

【组成】 牛肉1千克，砂仁5克，陈皮5克，生姜15克，桂皮3克，盐少许。

【功用】 理气健脾和胃。

【主治】 脾胃虚弱引起的消化不良。

【用法】 先炖牛肉至半熟，再加入其他药物，炖烂，服前加盐调味，取汁饮用。

【来源】 民间。

【按】　方中砂仁、陈皮理气健脾，生姜、桂皮温脾阳。

大麦芽汤

【组成】　大麦芽 15 克，神曲 15 克。

【功用】　健脾和胃，消食化滞。

【主治】　适用于饱闷腹胀、食欲不振者。

【用法】　水煎服。

【来源】　民间。

【按】　麦芽所含消化酶及维生素 B 有助于消化。

萝卜酸梅羹

【组成】　鲜萝卜 250 克，酸梅 2 枚，盐少许。

【功用】　清热行气。

【主治】　适用于胃灼热、腹胀、胁痛、气逆等症。

【用法】　将萝卜洗净，切片，加清水 3 碗，同酸梅共煮，煎为一半，加食盐调味。

【来源】　民间。

枳实白术汤

【组成】　枳实 6 克，白术 10 克

【功用】　健脾消食，行气理滞。

【主治】　适用于体弱伤食而致消化不良者。

【用法】　水煎服。

【来源】　民间。

【按】　方中枳实下气消滞，白术健脾。

神曲汤

【组成】　神曲 30 克

【功用】　健脾和胃，消食调中。

【主治】　适用于体强伤食而致消化不良者。

【用法】　开水泡，去渣后服用。

【来源】　民间。

【按】　神曲由于含有多种消化酶，有促进消化液的分泌，提高消化能力，增进食欲、维持正常消化机能的作用。

急性胃炎

急性胃炎是指不同病因引起的胃黏膜急性炎症，病变严重者可累及胃黏膜下层与肌层，甚至可深达浆膜层。临床上，根据病因及病理变化的不同，分为急性单纯性胃炎、急性糜烂性胃炎、急性化脓性胃炎，其中以急性单纯性胃炎最为常见。由于抗生素的广泛应用，急性化脓性胃炎已罕见，急性胃炎属中医学"胃脘痛"范畴。

【诊断要点】

1.症状与体征：因酗酒、刺激性食物或药物引起者，起病较急，有明显相关的饮食病因，临床表现多有上腹部不适、胃脘部疼痛、食欲减退、恶心呕吐等，但一般不很严重；由细菌或细菌毒素所致的急性单纯性胃炎，其症状轻重不一，一般在食后数小时至 24 小时内发病，大多有中上腹不适，剧烈疼痛，甚至腹部绞痛，食欲明显减少，恶心呕吐等，可伴有急性水样腹泻，但无脓血便，也无里急后重。严重者可发生脱水、酸中毒、休克等中毒症状。有胃糜烂病变者，可出现少量或大量出血。急性单纯性胃炎检查可发现中上腹及脐周有压痛，肠鸣音亢进。

2.辅助检查：胃镜检查可见胃黏膜充血、水肿，表面有片状渗出物和黏液，黏膜皱襞上有散在细小的出血点、糜烂或小脓肿。因吞服强酸或强碱及其他腐蚀剂所导致的急性腐蚀性胃炎原则上禁做胃镜检查，以免引起胃穿孔等并发症。

香薷散

【组成】 香薷 500 克，白扁豆 250 克，厚朴 250 克。

【功用】 祛暑解表，化湿和中。

【主治】 外感于寒，内伤于湿，恶寒发热，头重头痛，无汗，胸闷，腹痛吐泻。

【用法】 上药研为粗末，每服 9 克。

【来源】《太平惠民和剂局方》。

【按】 方中香薷、白扁豆、厚朴芳香化湿，和中解表。

感应丸

【组成】 百草霜 60 克，杏仁（汤浸一宿，去皮，研烂如膏）

140 个，木香 75 克，丁香 45 克，炮姜 30 克，肉豆蔻仁 20 个，巴豆（去皮心膜，研细，出油尽如粉）17 个。

【功用】　温中消积。

【主治】　中气虚弱，伤冷停积，心下坚满，腹痛吐泻，或痢下赤白，舌淡苔白。

【用法】　上药为细末，制成丸剂。每次服 1～2 丸，日服 2 次，温开水或姜汤送下。

【来源】《太平惠民和剂局方》。

【按】　方中炮姜、肉豆蔻温中化湿，木香、丁香行气，巴豆消积导滞。

桂圆散

【组成】　桂圆核适量。

【功用】　理气止痛。

【主治】　急性胃炎。

【用法】　焙干研粉，每次 25 克，白开水送服。

【来源】　民间。

麦芽连翘汤

【组成】　山楂炭 9 克，白芍 12 克，大腹皮 9 克，麦芽 24 克，连翘 12 克，忍冬藤 12 克，枳壳 6 克，绵茵陈 12 克。

【功用】　理气缓急止痛。

【主治】　急性胃炎。

【用法】　煎成汤汁饮用。

【来源】　民间。

【按】　方中白芍缓急止痛，枳壳理气，山楂、麦芽消食导滞，佐以连翘、忍冬藤、茵陈清热化湿。

生姜灶心土汁

【组成】　生姜 10 克，灶心土 10 克。

【功用】　和胃降逆，温阳止呕。

【主治】　呕吐较甚之急性胃炎。

【用法】　先煎灶心土，取澄清液，再与生姜共煎，取汁。

【来源】　民间。

【按】 方中生姜温中和胃降逆,灶心土温脾止呕吐。

藿香汤

【组成】 藿香叶 20 克,马齿苋 30 克。

【功用】 清热利湿。

【主治】 急性胃炎。

【用法】 水煎服。

【来源】 民间。

【按】 方中藿香芳香化湿,配马齿苋清热利湿。

白头翁汤

【组成】 白头翁 30 克,石榴皮 20 克,翻白草 30 克,大蒜 1 头。

【功用】 清热理气。

【主治】 急性胃炎。

【用法】 水煎服。

【来源】 民间。

【按】 白头翁对金黄色葡萄球菌、绿脓杆菌、痢疾杆菌、伤寒杆菌、结核杆菌等均有明显的抑菌作用。

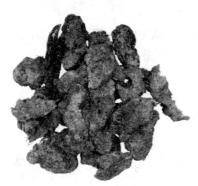

图 5-11 苍术

椿根皮汤

【组成】 臭椿根皮 30 克,车前草 30 克,苍术 15 克,百草霜 15 克,侧柏炭 15 克。

【功用】 清热燥湿,涩肠止泻。

【主治】 急性胃炎。

【用法】 水煎服。

【来源】 民间。

【按】 方中苍术、车前草燥湿,臭椿根皮、侧柏炭涩肠止泻。

慢性胃炎

慢性胃炎是由感染(幽门螺旋杆菌)、胆汁反流、药物(非甾体消炎药)、吸烟、酗酒或自身免疫反应等因素所致的慢性胃黏膜炎症。此胃黏膜炎症，多从浅表逐渐深入扩展致腺区，继之胃腺体减少、萎缩，胃黏膜变薄等。本病发生缓慢，病程迁延，患者或无明显临床症状，或有胃脘痞满胀闷、隐痛、食欲缺乏、纳呆、嗳气以及厌食、面色不华、乏力、消瘦等，本病属中医学"胃痞"证的范畴。由于本病有时可出现比较明显的胃脘痛，故以胃痞为主结合胃痛进行描述。其病因有感受外邪、饮食损伤、情志失和、痰湿中阻、脾胃虚弱五个方面。基本病机是中焦气机不利，升降失职，如中焦气机阻滞及气滞血瘀，不通则痛，可出现明显的胃痛。

【诊断要点】

1.症状与体征：起病缓慢，病程迁延。临床表现以时轻时重、反复出现的胃脘痞塞胀满，或兼隐痛为主，伴有食欲不振、纳呆、嗳气、面色少华、神疲乏力。随病情的发展，可有厌食、消瘦、贫血。

2.理化检查：胃镜结合胃黏膜活检是确诊本病的主要依据，再结合胃液（主要是胃酸）分析及血清学检查（主要检查抗壁细胞抗体），可明确慢性胃炎的类型。

①A型胃炎（慢性胃体炎）：本型较少。病变部位在胃体、胃底部，胃镜、胃黏膜活检大多可做出诊断。血清检查抗壁细胞抗体阳性。

②B型胃炎（慢性胃窦炎）：本型临床多见，病变主要在胃窦部，胃镜、胃黏膜活检大多可做出诊断。

同时，进行心电图和B型超声检查以排除心脏、肝、胆、胰疾病。

保胃散

【组成】 苍术40克，厚朴、陈皮、枳实、木香、槟榔、藿香、焦楂、鸡内金、白芍、肉桂、元胡、炒莱菔子、建曲、红参、代赭石、香附各30克，酒炒川军、柴胡、砂仁、甘草各20克。

【功用】 健脾和胃，益气和血，清热散寒，调节肠胃。

【主治】 慢性胃炎。

【方解】 本方采用补泻结合，内外兼治，寒热并用，脾胃为本的方法，调节肠胃运动，吸附胃蛋白酶，保护胃黏膜，抑菌消炎，升清降浊，理气止痛，达到恢复胃功能的作用。

【用法】 共研细末，装瓶备用。每日早晚空腹时用温开水冲服10克，小儿酌减，10天为1疗程。

【来源】 贺升放等,《四川中医》,1995。

芪连合剂

【组成】 黄芪、蒲公英各 15 克,桂枝 9 克,白芍 24 克,白术、薏苡仁、连翘、乌贼骨各 12 克,白茯苓、厚朴、白及、炙甘草各 10 克,丁香 3 克。

【功用】 健脾益气,清热利湿,行气活血。

【主治】 慢性胃炎。

【方解】 方中黄芪、白术、炙甘草健脾益气;薏苡仁、茯苓、白及、乌贼骨消浊除湿,祛腐生肌;桂枝、厚朴、丁香行气宽中,散瘀消滞;连翘、蒲公英清热解毒,消痈散结。

【用法】 水煎至 200 毫升,每次 100 毫升,每日 2 次,饭前温服。

【来源】 杨云青等,《中西医结合杂志》,1991。

胃仙煎剂

【组成】 白芍 9 ~ 18 克,黄芪、蒲公英各 15 ~ 30 克,茯苓 9 克,甘草 6 ~ 15 克,党参 9 ~ 15 克,白术 9 ~ 12 克。

【功用】 补益中气,缓急止痛。

【主治】 慢性浅表性胃炎。

【方解】 本方中参、芪、术益气补中;甘草、白芍和中缓急止痛,甘草剂量偏重,取其甘缓之意;茯苓健脾行水,以防脾阳不运、湿停中焦而影响疗效。

【用法】 每日 1 剂,水煎分 2 ~ 3 次服,2 个月为 1 疗程。

【来源】 倪冰,《湖南中医杂志》,1995。

芪术蔻仁汤

【组成】 黄芪 30 克,白术、党参、白芍、乌贼骨各 15 克,白蔻、砂仁、厚朴、白及、木香、石斛各 10 克,枳实 20 克,炙甘草、三七粉各 5 克。

【功用】 健脾益气,消浊除湿,行气散瘀。

【主治】 慢性浅表性胃炎。

【方解】 方中黄芪、白术、炙甘草健脾益气,白及、乌贼骨消浊除湿,砂仁、白蔻、木香行气宽中,三七粉散瘀消滞。诸药合用,共达治疗之目的。

【用法】　1日1剂，水煎300毫升，1日3次，3个月为1疗程。

【来源】　乔玉槐等，《中国中西医结合脾胃杂志》，1995。

益中活血汤

【组成】　黄芪20克，肉桂、乳香、没药、川芎、三棱、莪术、甘草各6克，吴茱萸（炒）、乌药各10克，丹参、生蒲黄、百合各15克。

【功用】　益中活血，祛瘀生新。

【主治】　慢性萎缩性胃炎。

【方解】　方中黄芪补中益气；肉桂、吴茱萸温中散寒；丹参、乳香、没药、三棱、莪术活血祛瘀，行气止痛；乌药顺气宽中，散寒止痛；乳没、生蒲黄、丹参凉血散瘀，消肿生肌；百合养阴安神；甘草调和诸药。

【用法】　每日1剂，水煎2次，每次30分钟，早晚各温服1次。

【来源】　孙咸茂，《实用中西医结合杂志》，1996。

养阴祛瘀汤

【组成】　沙参、黄芪各15克，麦冬、白芍、丹参、玄胡、莪术、郁金各10克，乌梅、炙甘草各5克。

【功用】　益气养阴，祛瘀生新。

【主治】　慢性萎缩性胃炎。

【方解】　本方从益气养阴、祛瘀生新立法，用沙参、麦冬养胃阴，黄芪、炙甘草益脾气；白芍、乌梅酸甘化阴，郁金、佛手理气调肝，莪术、丹参、玄胡行气活血、化瘀生新。可改善症状，促进病变胃黏膜修复。

【用法】　水煎，每日1剂，分2次温服，3个月为1疗程。

【来源】　刘虞，《黑龙江中医药》，1996。

四君活血汤

【组成】　党参、茯苓、赤芍各15克，生黄芪、丹参各18克，炒白术、当归、制没药、枳壳、玄胡各10克，五灵脂12克。

【功用】　补益脾胃，活血止痛。

【主治】　慢性萎缩性胃炎。

【方解】　方中以党参、黄芪、炒白术、茯苓补益脾胃之气，当归、赤芍、制没药、丹参和营健脾、祛瘀生新；玄胡、五灵脂、枳壳理气活血止痛。诸药配伍，标本兼顾，旨在补其不足，攻其有余，使气旺血行，瘀祛络通。

【来源】 闫勤，《四川中医》，1997。

【用法】 每日1剂，水煎分早、中、晚3次服。

复方香苏散

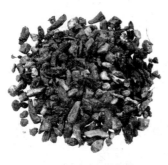

图5-12　香附

【组成】 香附、苏梗、枳壳、鸡内金、失笑散（包煎）各10克，大腹皮15克，蒲公英、乌贼骨（打碎）各30克，黄连5克，陈皮8克，炙甘草6克

【功用】 活血化瘀，和胃止痛。

【主治】 慢性糜烂性胃炎。

【方解】 方中失笑散活血化瘀；现代药理研究证实，蒲黄生血亦可止血，五灵脂有松弛平滑肌作用；配香附、枳壳、苏梗、陈皮、大腹皮可以舒肝和胃活血化瘀，有较好的止痛效果；蒲公英微苦而甘寒、清热不伤胃，现代研究证明，蒲公英还有良好的消炎杀菌作用，对幽门螺旋杆菌有良效；配伍黄连可达泄热、通滞、止痛之功，乌贼骨止血制酸。

【用法】 1日1剂，水煎温服，日2次。

【来源】 解维贤，《四川中医》，1993。

胃癌

胃癌是发生于胃黏膜上皮的恶性肿瘤，也是最常见的消化道恶性肿瘤。胃癌的病因至今尚未阐明，其早期临床表现往往不明显，进展期（中、晚期）始有上腹饱胀、疼痛不适，少数呈节律性溃疡样胃痛，逐渐疼痛加剧，并可有进行性吞咽困难、恶心呕吐、厌食消瘦、呕血、黑便、贫血、上腹部肿块等。理化检查粪便隐血试验常持续阳性。血液检查呈低色素型贫血。癌胚抗原（CEA）检测超过100u克，可有诊断意义，但与良性胃溃疡有重叠现象，故仅供参考，此症属中医学"积聚""噎膈""胃痛""反胃"等病证的范畴。

由于胃癌多见 40～60 岁（占 2/3），且男多于女，其早期又缺乏特异性症状和体征，为了早期发现，及时治疗，故凡 40 岁以上，尤其是男性近期内出现胃脘不适或疼痛，或突然出现呕血、黑便，或食欲缺乏、体重下降者，应作 X 线及胃镜检查明确诊断。对于胃溃疡经两个月治疗无效，X 线检查溃疡反而增大者，X 线检查胃息肉大于 2 cm 者，应做胃镜检查。对于慢性萎缩性胃炎伴肠化及不典型增生者，胃切除术后 15 年以上者，要定期检查。

核桃树枝鸡蛋方

【组成】 核桃树枝 1 尺长（约食指粗），鸡蛋 2 个。

【功用】 解毒散结。

【主治】 胃癌。

【用法】 将核桃树枝截为八九段，水煎好，去渣，用此水再煎煮鸡蛋 2 个，分 2 次将鸡蛋吃下，连续服用，直至病愈。吃鸡蛋后如不吐，当是胃癌，继续服用就会有效；如吐则无效，应停服。

【来源】 民间。

向日葵梗心

【组成】 向日葵梗心（向日葵秆剥去外皮之白心）5～6 克。

【功用】 散结消积。

【主治】 胃癌。

【用法】 加水煎汤，日饮 1 次。

【来源】 民间。

抗胃癌糖浆

【组成】 金刚刺 2.5 千克，芹菜 2.5 千克，蛇莓 1.25 千克，枳壳 0.5 千克，广木香 0.25 千克。

【功用】 理气通结。

【主治】 对胃癌有效。

【用法】 诸药洗净加水煎两小时，纱布过滤，药渣再加水煮沸两小时，合两次滤液，浓缩至 4000 毫升，加蔗糖及防腐剂，溶后过滤，每次服 50 毫升，每日 3 次。

【来源】 民间。

复方棉花根汤

【组成】 棉花根、半枝莲、鲜藤梨根各 60 克,白茅根、金钱草各 15 克,大枣 3 个。

【功用】 解毒散结。

【主治】 胃癌。

【用法】 上药水煎取汁,装入暖水瓶中。每次取适量,分多次服用,1 日服完 1 剂。

【来源】 民间。

三根汤

【组成】 藤梨根、水杨梅根各 90 克,虎杖根 60 克,焦山楂、鸡内金各 6 克。

【功用】 解毒消积。

【主治】 对胃癌有效。

【用法】 水煎 2 次,混合,分 2 次服用。

【来源】 民间。

三子片

【组成】 黄药子、天葵子、算盘子各 500 克。

【功用】 解毒消积。

【主治】 对胃癌有效。

【用法】 将黄药子适当粉碎,与天葵子、算盘子煎汤浓缩,加辅料制片,口服每次 5 ~ 10 片,每日 3 次。

【来源】 民间。

复方蟾皮

【组成】 干蟾皮 0.5 克,儿茶 0.5 克,元胡 0.3 克,云南白药 0.4 克。

【功用】 清热解毒散结。

【主治】 胃癌。

【用法】 上药共研末,每次 1 克,每日服用 1 次,一周后每次剂量加至 1.2 克,两周加至 1.4 ~ 1.5 克。

【来源】 民间。

【备注】 有一定毒性,3 周为 1 疗程,呕吐者减量,严重者停药。

乌蛇散

【组成】　乌蛇、螃蟹、鹿角霜各 60 克。

【功用】　扶正解毒散结。

【主治】　胃癌。

【用法】　晒干研细末，每次 5 克，每日 3 次。

【来源】　民间。

原发性肝癌

原发性肝癌是一种最常见的原发性恶性肝脏肿瘤，包括肝细胞癌、肝内胆管细胞癌和肝细胞—肝内胆管癌，其中以肝细胞癌最常见。世界各地发病率差异性很大，主要流行于东南亚及东南非。在我国多见于东南沿海地区、病因尚未完全明确。临床常见症状和体征为肝区疼痛、上腹肿块、发热、乏力等。本病属中医学"胁痛""积聚""鼓胀"等范畴。

藕汁炖鸡蛋

【组成】　藕汁 30 毫升，鸡蛋 1 只，冰糖少许。

【功用】　行气活血，化瘀消积。

【主治】　原发性肝癌肝郁血瘀证，症见胁下痞块巨大，胁痛引背，硬满拒按，入夜更甚，舌质紫暗有瘀点、瘀斑，脉沉细或弦涩。

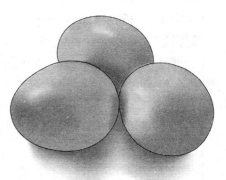

图 5-13　鸡蛋

【用法】　将鸡蛋打开搅匀后加入藕汁，拌匀后加少许冰糖，隔水蒸熟即可，佐餐食用，或随量服食。

【来源】《常见病中医辨证食疗》。

肝癌止痛方

【组成】　七叶一枝花 30 克，田螺肉 10 枚，冰片 1 克。

【主治】　肝癌疼痛。

【用法】 将七叶一枝花、田螺肉共捣如泥，加冰片 1 克，敷贴脐部。

【来源】《抗癌植物药及其验方》。

红花归芦汤

【组成】 红花、当归、漏芦各 9 克，石见穿、半枝莲 18 克。

【主治】 肝癌。

【用法】 水煎服，每日 1 剂，分 2 次服。

【来源】《防癌抗癌中药》。

三花散

【组成】 七叶一枝花 120 克，半枝莲 90 克，金银花 60 克，野菊花 60 克，紫草根 60 克，郁金 60 克，丹皮 30 克，紫金锭 15 克，昆布 50 克，赤芍 60 克，生山楂 60 克。

【功用】 清热解毒。

【主治】 肝癌。

【用法】 共研细末，制成散剂，日服 3 次，每次 5 克。

【来源】《防癌治癌小绝招——民间土单秘验妙方》。

茵藻汤

【组成】 茵陈、地丁、蒲公英各 30 克，海藻、旋覆花、昆布、制鳖甲各 15 克，夏枯草、白花蛇舌草各 120 克，炒槐角（研）、煨莪术、煨三棱、败酱草各 10 克，蜂蜜 60 克。

【功用】 开郁行气，活血祛瘀，软坚散结。

【主治】 肝癌。

【用法】 水煎去渣后，加蜜熬令和，分 2 日 6 次服。

【来源】《抗癌良方》。

马钱子散

【组成】 马钱子 25 克，五灵脂、明矾、莪术、广郁金各 30 克，干漆 12 克，火硝 36 克，枳壳 60 克，仙鹤草 90 克，丁香、地鳖虫各 50 克，蜘蛛 80 克。

【功用】 消瘀散结，消肿止痛，祛毒强心。

【主治】 肝癌。

【用法】 共为细末，贮瓶中密封。每次服 3 克，每日 2 次，温开水送下。

【来源】《抗癌良方》。

儿茶蟾蜍片

【组成】 儿茶、蟾蜍、天龙各 50 克，龙葵、藤梨根各 100 克，山豆根、夏枯草各 75 克。

【功用】 败毒抗癌。

【主治】 肝癌。

【用法】 加调料制成颗粒压制成 1000 片，每服 2 片，日 3 次，温升水送服。

【来源】《抗癌治验本草》。

【按】 儿茶体外实验有抗癌活性。

白花蛇舌草汤

【组成】 白花蛇舌草、半枝莲各 60 克，蒲公英、丹参、薏苡仁、山豆根、醋鳖甲各 30 克，地丁、鸡内金各 12 克，夏枯草 15 克，枳实、郁金各 9 克。

【功用】 清热解毒，败毒抗癌。

【主治】 肝癌。

【用法】 水煎服，日 1 剂。

【来源】《癌症的中药治疗》。

【按】 白花蛇舌草在体外实验有抑杀肝癌细胞作用。在体内对 S-180 有显著抑制作用，可使癌细胞的有丝分裂被抑制、肿瘤变性坏死。

食管癌

食管癌是我国常见的恶性肿瘤之一，患者男多于女，大多数年龄为 40 岁以上，病因尚未完全明确。我国食管癌多见于食管中段，下段次之，上段最少，绝大多数为鳞状上皮癌。本病的病因尚未完全明了，可能与饮食、习惯、营养、生活环境和遗传因素等有关。食管癌的临床表现，最常见的是吞咽困难。早期症状多不明显，有时只感到食管蠕动异常或痉挛，吞食不适等，随着病情发展而出现吞咽困难。中、晚期常伴有胸骨后有烧灼感和疼痛，甚者食道梗阻，反流厌食，吐血、呕血和体重减轻，并发症有肺炎、纵隔炎、脱水、气管食管瘘等。本病属中医学"噎膈"等范畴。

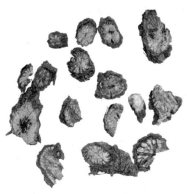

图5-14　丹参

噎膈汤

【组成】　党参、北黄芪（先煎）、丹参各15克，川贝、法半夏、郁金、桃仁、三棱、莪术各10克，代赭石（先煎）60克，砂仁（后下）3克。

【功用】　健脾益气，化痰散结，祛瘀解毒。

【主治】　食管癌。

【方解】　方中黄芪、党参健脾益气以抗癌，穿山甲、川贝、法夏化痰散结，代赭石、郁金解噎降逆而止呕，苦参、桃仁、三棱、莪术祛瘀解毒，少量砂仁芳香利气，醒脾开胃，共奏抗癌、抑癌、消癌、改善症状之功。

【用法】　清水3碗文火煎八分，上午10时左右服药。渣加水2碗文火煎七分，下午3时左右温服，日服1剂。

【来源】　方振千，《实用医学杂志》，1990。

食管癌验方

【组成】　山慈姑120克，蜂蜜120克。

【主治】　食管癌。

【用法】　将山慈姑洗净剖开，入水浓煎后加蜂蜜120克成膏状液，每日服3次，每次15毫升。

【来源】　《中医肿瘤防治大全》。

红花消噎汤

【组成】　红花10克，赤芍15克，山慈姑30克，夏枯草15克。

【主治】　食管癌。

【用法】　加水煎服，每日1剂，分2～3次服。

【来源】　《防癌抗癌中药》。

食管癌方

【组成】　七叶一枝花、夏枯草、山豆根各 30 克。

【功用】　清热解毒，软坚散结。

【主治】　食管癌。

【用法】　水煎服，每日 1 剂，分 30 次服。

【来源】　《肿瘤效验良方》。

熟地萸肉方

【组成】　熟地 8 克，萸肉、山药各 40 克，泽泻、丹皮、茯苓各 30 克。

【主治】　食管癌前病变。

【用法】　共研细末，炼为蜜丸，每丸重 10 克。口服，每次 2 丸，每日 3 次，3 个月后改为减半服用，连服 6 个月为一疗程。

【来源】　《肿瘤效验良方》。

朝国长寿粥

【组成】　鲜马齿苋 60 ~ 100 克。

【功用】　清热解毒。

【主治】　食管癌。

【用法】　洗净切碎如饺子馅样，煮烂，然后放入事先用凉水调成的稀米面或稀山药面或稀黄豆面，边搅拌边加热成粥。吃时可加适量蜂蜜或红糖，每日 2-3 次。

【来源】　《抗癌良方》。

【按】　现代医学研究证明马齿苋含多种维生素、矿物质、木质素和纤维素，这些物质能增强体内各组织细胞活力，使之提高 4 ~ 5 倍，促使异常细胞转化为正常细胞。

吉益南涯方

【组成】　黄连 1.5 克，瓜蒌仁 3 克，半夏 6 克。

【功用】　清热解毒，化痰散结。

【主治】　食管癌。

【用法】　以水 500 毫升先煎瓜蒌仁，再入另二昧，煎取 250 毫升，分 3 次温服。

【来源】　《抗癌良方》。

【按】 黄连所含的小檗碱，体外实验表明极微量便有抗癌效果，它主要抑制细胞中的黄酶，而癌组织黄酶含量低，故癌细胞比正常细胞对小檗碱更敏感。此外瓜蒌仁、半夏亦有抗癌活性。

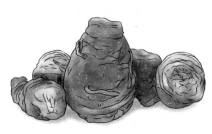

图 5-15　七叶一枝花

七叶丸

【组成】 七叶一枝花、山豆根、夏枯草各等量。

【功用】 败毒抗癌。

【主治】 食管癌。

【用法】 共研末，炼蜜和丸服，每次 2 克，日 3 次。

【来源】《抗癌治验本草》。

【按】 七叶一枝花体外实验有抗癌活性，对小鼠肉瘤 S-180、肉瘤-37 均有抑制作用。

三七散

【组成】 三七、白矾、小棕包各 12 克，重楼 24 克，黄花、远志 36 克，一枝蒿，冰片各 3 克。

【功用】 败毒抗癌。

【主治】 食管癌。

【用法】 共研末，饭前每服 1～2 克，每日 3 次。

【来源】《抗癌治验本草》。

【按】 三七体外实验有抗癌活性，对小鼠肉瘤 S-180 有抑制作用。

水蛭海藻丸

【组成】 水蛭 6 克，海藻 30 克。

【功用】 活血化瘀。

【主治】 食管癌。

【用法】 研为末，每服 6 克，黄酒冲服。

【来源】《癌症的中药治疗》。

【按】 水蛭注射液能控制精原细胞分裂，体外试验用伊红法对肿瘤细胞有抑制作用。

大肠癌

大肠癌是由大肠黏膜上皮细胞发生的恶性肿瘤，也是一种发病率不断上升的恶性肿瘤。大肠癌的发病率在消化道癌肿中仅次于胃癌和食管癌，也是我国常见恶性肿瘤之一。据有关资料统计，大肠癌的发病率男性为第六位，女性为第九位；死亡率男性为第六位，女性为第八位。病人中男性略多于女性。40 岁以上发病率明显地随年龄的增长而骤增。大肠癌常见侵犯部位为直肠，大肠癌属中医学"脏毒""肠罩""锁肛痔""痢疾"等病范畴。

八月札汤

【组成】 八月札、红藤、白毛藤、半枝莲各 30 克，木香、土鳖虫各 6 克，血余炭、贯众炭各 9 克，瓜蒌仁、赤芍、夏枯草、海藻、金刚刺各 15 克。

【功用】 败毒抗癌。

【主治】 大肠癌。

【用法】 水煎服。

【来源】《抗癌治验本草》。

【按】 八月札体外实验有抗癌活性。

二半汤

【组成】 土贝母、半枝莲、半边莲、七叶一枝花、凤尾草、水杨梅根、野葡萄根各 15 克，黄药子、白茅根各 30 克，藤梨根 60 克。

【功用】 败毒抗癌。

【主治】 大肠癌。

【用法】 水煎，早、晚分服，日 1 剂。

【来源】《抗癌治验本草》。

【按】 土贝母体外实验有抗癌活性，对小鼠肉瘤 S-180 有较显著的抑制作用，并能提高其存活率。

黄芩汤

【组成】 黄芩 30 克。

【功用】 清热除湿、排毒。

【主治】 大肠癌。

【用法】 研末成粉，取 9 克加水 100 毫升煮沸后约 15 分钟，待温，与渣一起服下。

【来源】《癌症的诊断与防治》。

僵蚕丸

【组成】 炒僵蚕、焙乌梅肉各 60 克。

【功用】 收敛止血。

【主治】 大肠癌。

【用法】 研成碎末，制成米糊丸状，每次服 6 克，饭前白开水服，一日 3 次。

【来源】《癌症的诊断与防治》。

山甲苦参汤

【组成】 炮山甲、苦参、无花果、紫地丁、皂角刺、红藤各 15 克，白头翁、黄连、白蔹、木贼草、刺猬皮各 9 克，蒲公英 30 克，血见愁 12 克。

【功用】 清热解毒、活血化瘀、消积散结。

【主治】 大肠癌。

【用法】 水煎服，每日 1 剂，早晚分服。

【来源】《抗癌中草药制型》，人民卫生出版社，1981。

大黄粉

【组成】 生大黄粉 9 克。

【功用】 清热凉血止血。

【主治】 大肠癌术后便血。

【用法】 生大黄粉 9 克加入生理盐水 140 毫升稀释，保留灌肠。

【来源】《浙江中医杂志》，1980。

双藤双参汤

【组成】 党参 9 克，丹参 30 克，红藤 30 克，白茅藤 30 克，炮山甲 15 克，生枳实 12 克，地榆炭 12 克，白花蛇舌草、败酱草、木馒头、生牡蛎、乌蔹莓、瓜蒌仁、金刚刺各 30 克，八月札 15 克。

【功用】 清热解毒，活血化瘀，软坚消积，益气止血。

【主治】 大肠癌。

【用法】 水煎服，每日 1 剂，早晚分服。

【来源】《抗癌中草药制剂》，人民卫生出版社，1981。

复方半枝莲汤

【组成】 半枝莲60克，生地榆、忍冬藤、薏苡仁、石见穿、昆布各30克，槐角、山豆根、胡麻仁各15克，白蚤休12克，枳壳、厚朴各9克。

【功用】 清热解毒、软坚散结。

【主治】 大肠癌。

【用法】 水煎服，日1剂，早晚分服。

【来源】《抗癌中草药制剂》，人民卫生出版社，1981。

黄芪枸杞汤

【组成】 黄芪30克，枸杞子、黄精、槐花、败酱草、马齿苋、鸡血藤、仙鹤草、白石英各15克。

【功用】 益气养阴，清热解毒。

【主治】 大肠癌晚期。

【用法】 水煎服，每日1剂，早晚分服。

【来源】《中西医结合杂志》，1988。

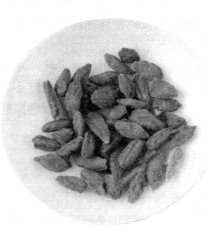

图5-16　枸杞

抗癌8号方

【组成】 八角金盘12克，山慈姑、蛇莓、八月札、石见穿、败酱草、薏苡仁各30克，黄芪、鸡血藤、丹参各15克，大黄6克，枳壳10克。

【加减】 便血者加槐花炭，侧柏炭，里急后重者加川连、木香、赤芍，腹痛腹胀者加杭白芍、乌药、炒莱菔子、川厚朴，大便不通者加瓜蒌仁、皂角子等。

【功用】 攻积破结，解毒化瘀。

【主治】 直肠癌。

【方解】 本方使用大剂量的八角金盘、山慈姑、八月札、石见穿、蛇莓等药以活血化瘀、解毒消肿；配败酱草、薏苡仁以解毒散瘀，消肿排脓；黄芪、鸡血藤以补益气血，托毒通络；丹参、大黄、枳壳等行气活血，导滞逐瘀以利疏泄。全方共奏祛邪扶正、标本兼顾之效，不仅能抗癌祛邪，而且能增强机体免疫功能。

【用法】 水煎，每日1剂，煎2次，分2次服。

【来源】 马吉福，《辽宁中医杂志》，1986。

消化性溃疡

消化性溃疡与胃酸和胃蛋白酶的消化作用有关，主要是指在胃、十二指肠形成的慢性溃疡。溃疡指黏膜缺损超过黏膜肌层而言。临床上以慢性、周期性、规律性胃脘部疼痛为特点，严重者可出现出血、穿孔、幽门梗阻等并发症。对于其并发症中的出血见本章的上消化道出血，穿孔、幽门梗阻宜及早手术治疗，故均不在本篇进行讨论。根据消化性溃疡的主要临床症状是胃脘部疼痛这一特点，可概括在中医学"胃痛"的范畴。

【诊断要点】

1.症状主要表现为慢性、周期性、规律性的胃脘部钝痛、灼痛、胀痛、刺痛、剧痛或隐痛，也可表现为饥饿状不适感。常伴有嗳气、反酸、恶心、呕吐等。胃溃疡（GU）的疼痛多在胃脘部正中或稍偏左，每于饭后半小时到1小时左右发生；十二指肠溃疡（DU）的疼痛多稍偏右，多出现于饭后2～4小时。二者均可出现午夜痛，但后者较前者多见，其疼痛大多在进食或服制酸剂后缓解。

2.缓解时无明显体征，发作时胃溃疡在胃脘正中或稍偏左，十二指肠溃疡稍偏右有压痛。

3.理化检查可做上消化道X线钡餐检查、胃镜检查、粪便隐血实验等，有助于诊断。同时，应结合心电图检查排除冠心病、心绞痛，尤其是急性心肌梗死。还需要进行B型超声检查、胆道线造影检查和肝功能检查以排除肝、胆、胰疾病；进行粪检查找钩虫卵，以排除钩虫病等引起的剑突下或上腹部疼痛。

灵脂当归散

【组成】　五灵脂、当归、高良姜、煅瓦楞各 15 克，白及 9 克。

【功用】　活血止痛生肌。

【主治】　胃溃疡。

【用法】　上药共研为末，每次服 6 克，每日 3 次。

【来源】　民间。

【按】　五灵脂、当归活血止痛，高良姜温中散寒，白及、煅瓦楞制酸生肌。

猪肚汤

【组成】　猪肚 1 个，鲜姜 250 克。

【功用】　温中止痛。

【主治】　胃溃疡。

【用法】　将猪肚洗净，鲜姜切片装入，扎好，用砂锅温火炖烂，除去姜，把猪肚切成细丝，伴酱油吃，汤也饮下。1 个猪肚吃 3 天，连续吃 10 个。

【来源】　民间。

【按】　猪肚补虚损、健脾胃，鲜姜温中健脾。

诃子蜂蜜羹

【组成】　诃子肉 90 克，土豆汁 100 克，白及 60 克，枳实 60 克，蜂蜜 500 克。

【功用】　和胃导滞，化腐生肌。

【主治】　胃溃疡。

【用法】　先将 3 味中药共研细粉，再加入土豆汁、蜂蜜搅拌均匀，装在容器内备用。每日 3 次，每次 1 匙，2 周为 1 疗程。病重者可服 1 个月，忌辛辣及不易消化之食物。

【来源】　民间。

【按】　土豆汁、诃子肉、蜂蜜和脾胃，白及化腐生肌，枳实下气导滞。

白及蜂蜜羹

【组成】　牛奶 250 克，蜂蜜 50 克，白及粉 10 克。

【功用】　缓急止痛，消肿生肌。

【主治】 十二指肠溃疡。

【用法】 将牛奶煮沸，调入蜂蜜、白及粉，即可用，每日 1 剂。

【来源】 民间。

【按】 白及有止血、保护胃黏膜的作用。

海螵蛸散

【组成】 海螵蛸 10 克，川贝母 30 克，川楝子 10 克，鸡内金 15 克。

【功用】 制酸止痛，消积导滞。

【主治】 胃及十二指肠溃疡。

【用法】 上药共研细末，每次 3 克，早晚各服 1 次。

【来源】 民间。

【按】 海螵蛸有抗溃疡作用，能促进溃疡面炎症吸收，加速溃疡面愈合。

乌贼元胡散

【组成】 乌贼骨（去壳）360 克，枯矾 500 克，元胡 120 克。

【功用】 活血制酸止痛。

【主治】 胃及十二指肠溃疡。

【用法】 上药共研为细末，炼蜜为丸，每次 9 克，日服 3 次，3 个月为 1 个疗程。

【来源】 民间。

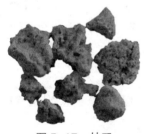

图 5-17　枯矾

【按】 乌贼骨制酸止痛，元胡活血止痛。

甘草乌贼羹

【组成】 甘草粉 20 克，乌贼骨粉 10 克。

【功用】 收敛止血，制酸止痛。

【主治】 十二指肠溃疡。

【用法】 两味和匀，每晨用 2 匙，以开水调成糊状，空腹时服用。吃完再制，继续服用。

【来源】 民间。

【按】 乌贼骨制酸止痛，甘草粉和中。

肝硬化

肝硬化是一种常见的慢性、进行性、弥漫性肝病，由各种病因长期或反复损害肝脏引起。病理特点为肝细胞广泛变性坏死、肝细胞结节性再生、结缔组织增生及纤维化，导致正常肝小叶结构破坏和假小叶形成，肝脏逐渐变形、变硬而成肝硬化。临床上以肝功能损害与门静脉高压为主要表现。晚期常出现上消化道出血、肝性脑病等严重并发症，是我国临床上的常见病和引起死亡的主要病因之一。男女老幼均可患病，男多于女，发病高峰年龄38～45岁。根据肝硬化具有肝脾大和腹水的临床表现特点，属于中医学"积聚"与"鼓胀"的范畴。

【诊断要点】

1. 有病毒性肝炎、血吸虫病、酗酒等相关病史。

2. 肝功能减退：全身营养状况较差，食欲缺乏，或厌食，食后上腹饱胀等，有鼻出血、齿衄、皮肤紫癜和胃肠出血倾向及贫血；常有性欲减退，男子睾丸萎缩、乳房发育，女子月经失调、闭经、不孕等；可见蜘蛛痣和肝掌，少尿与水肿。

3. 门脉高压：表现为脾大、腹水、侧支循环的建立和开放。

4. 主要体征：肝脏质地坚硬有结节感，脾大，有腹水时，则出现腹水征。

5. 肝功能试验常有阳性发现：失代偿期可见血清胆红素升高，转氨酶轻度升高，血清白蛋白降低、球蛋白增高，二者比值小于1。

另外，血常规检查：红细胞、白细胞、血小板均可降低，提示脾功能亢进。免疫球蛋白可增高，淋巴细胞降低。病毒性肝炎后肝硬化，病毒标志物阳性。

6. 肝活体组织检查见假小叶形成，B型超声检查呈示肝脏的大小、形态改变及脾大等，食管吞钡X线可发现食管、胃底静脉曲张情况。内镜检查优于吞钡X线检查，放射性核素检查、腹腔镜检查，对于协助诊断和鉴别诊断有意义。

上述肝硬化的临床表现及检查阳性发现，在肝功能代偿期无发现或轻微发现，失代偿期明显。

此外，需排除其他有肝脾大的疾病如慢性肝炎、原发性肝癌、血液病等，以及引起腹水的疾病如结核性腹膜炎、缩窄性心包炎、慢性肾炎等。

甘遂大戟散

【组成】 甘遂 12 克，大戟 12 克，肉豆蔻 12 克，广木香 12 克，酒 500 克，猪膀胱 1 具。

【功用】 泄水逐饮，理气健脾。

【主治】 腹水症状较甚之肝硬化患者。

【用法】 将 4 味药捣烂，与酒拌匀，共入猪膀胱内，再将猪膀胱固定于患者脐部 2 ~ 3 日。

【来源】 民间。

【按】 甘遂、大戟泄水逐饮，肉豆蔻、广木香理气健脾。

厚朴木通汤

【组成】 厚朴 10 克，木通 12 克，川芎 8 克，胡椒 6 克，泡桐树皮 10 克。

【功用】 行气利水消肿。

【主治】 腹水之肝硬化患者。

【用法】 水煎服。

【来源】 民间。

猪肾甘遂散

【组成】 猪肾 1 个，甘遂 9 克，黄酒适量。

【功用】 泄水逐饮。

【主治】 肝硬化腹水。

【用法】 将甘遂填入猪肾中，置瓦上焙干，研为细末。每次 4 克，每日 1 ~ 2 次，黄酒送下。

【来源】 民间。

麦芽槟榔散

【组成】 炒麦芽 19 克，槟榔 8 克，甘遂 6 克。

【功用】 健脾利水消肿。

【主治】 肝硬化腹水。

【用法】 上药共研为末，体壮者每服 8 克，体弱者每服 5 克，隔日服 1 次。

【来源】 民间。

赤豆玉米须汤

【组成】 玉米须 50 克，冬瓜子 15 克，赤豆 50 克。

【功用】 利水消肿。

【主治】 肝硬化腹水。

【用法】 水煎服，每日 1 剂，连服 15 日为 1 疗程。

【来源】 民间。

【按】 现代药理研究表明，玉米须制成的煎剂口服有轻度利尿作用。

葫芦散

【组成】 干葫芦瓜（带瓜子）1 个。

【功用】 清利湿热。

【主治】 兼有黄肿鼓胀之肝硬化患者。

【用法】 煅烧存性，研末，每日饭前白开水送服。

【来源】 民间。

当归丹参汤

【组成】 当归 6 ~ 12 克，白芍 9 ~ 15 克，丹参、黄芪各 15 ~ 30 克，党参、苍术、茯苓各 9 ~ 15 克，山药 15 ~ 30 克，黄精 9 ~ 15 克，肉豆蔻 6 ~ 9 克，炙鳖甲 9 ~ 15 克，木香、茵陈各 6 ~ 12 克。

【功用】 活血化瘀，健脾燥湿。

【主治】 脾虚、气虚之肝硬化。

【用法】 水煎服，每日 1 剂，分 2 次服。

【来源】 民间。

牛肉萝卜汤

【组成】 牛肉 2000 克，白萝卜 1000 克，黄酒 4 匙，葱段若干。

【功用】 舒肝补脾。

【主治】 肝硬化症见肝郁脾虚者，面色晦黄、胸闷腹胀、神疲无力，纳呆便溏，苔白腻，脉沉细。

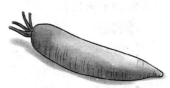

图 5-18　白萝卜

【用法】 将牛肉、萝卜切块，先用植物油煸炒牛肉 5 分钟，再加黄酒焖烧 10 分钟后倒入砂锅，加水以旺火煮开，再加葱段、黄酒，改小火炖 3 小时左右，倒入萝卜块，加细盐 1 匙再炖 1 小时，至牛肉、萝卜均已煮烂，饭前空腹服食，或佐餐食。

【来源】 民间。

急性肾小球肾炎

急性肾小球肾炎（以下简称急性肾炎）是急性起病，以血尿、蛋白尿、水肿和高血压为主要表现并可有一过性氮质血症的一组疾病。急性肾炎起病急，多发于儿童，男性多于女性，本病属中医学"水肿"的范畴。

【诊断要点】

1. 起病急，好发于儿童及青少年。

2. 发病前 2 ～ 3 周常有溶血性链球菌感染史，随后出现少尿、血尿（镜下或肉眼血尿）、蛋白尿、高血压及水肿或短暂的氮质血症，血清补体 C3 下降（发病 8 周内恢复正常）。

3. 多数病例预后良好，一般在数月至 1 年内痊愈。

茅根菠萝汤

【组成】 鲜茅根 50 克，菠萝肉 100 克。

【功用】 利水消肿。

【主治】 急性肾炎。

【用法】 水煎服，1 日 2 ～ 3 次。

【来源】 民间。

【按】 白茅根有利尿作用，服药 5 ～ 10 日利尿作用最明显，20 日左右即不明显。

槟榔汤

【组成】 槟榔皮 15 克，鲜荸荠苗 50 克。

【功用】 利水消肿。

【主治】 急性肾炎。

【用法】 水煎服。

【来源】　民间。

车前蛇舌草汤

【组成】　车前草 30 克，白花蛇舌草 30 克。

【功用】　解毒利水消肿。

【主治】　急性肾炎。

【用法】　水煎服，1 日 1 剂。

【来源】　民间。

【按】　车前草有利尿作用，可使水分排出增多，促进尿素、尿酸及氯化钠的排出。

蛇舌草汤

【组成】　白花蛇舌草 60 克，叶下珠 60 克。

【功用】　清热解毒，利水消肿。

【主治】　急性肾炎。

【用法】　煎服，1 日 1 剂。

【来源】　民间。

益母草汤

【组成】　益母草 30 克。

【功用】　利水消肿。

【主治】　急性肾炎。

【用法】　常法煎汁，分 4 次服，每 4 小时服 1 次。

【来源】　民间。

【按】　益母草治疗缺血型初发期急性肾衰竭具有显著效果。

白茅根汤

【组成】　鲜白茅根 250 ～ 500 克。

【功用】　利水消肿。

【主治】　急性肾炎。

【用法】　常法煎汁，分 2 次服，1 日 1 剂。

【来源】　民间。

商陆汤

【组成】　商陆 10 克，瘦猪肉 60 克。

【功用】　利水消肿。

【主治】 急性肾小球肾炎。

【用法】 炖汤服，也可吃肉，1 日 1 剂。

【来源】 民间。

【按】 商陆能明显增加尿流量。

慢性肾小球肾炎

慢性肾小球肾炎（以下简称慢性肾炎）是病情迁延、病变缓慢进展，最终将发展成慢性肾衰竭的一组肾小球疾病。

慢性肾炎起病缓慢，可发生于任何年龄，但以中青年为主，男性居多。多数病人起病缓慢、隐袭，常呈慢性进行过程，反复发作。其临床表现有水肿、高血压、蛋白尿、血尿、管型尿以及逐渐出现贫血等肾功能不全的表现，慢性肾炎属中医学的"水肿""虚劳""腰痛"等范畴。

黄芪玉米须汤

【组成】 生黄芪、玉米须、糯稻根各 30 克。

【功用】 益气利水消肿。

【主治】 慢性肾炎。

【用法】 上 3 味和糯米 1 小捏，用清水 1000 毫升熬制，去渣，当茶饮。

【来源】 民间。

【按】 玉米须利水消肿，黄芪、糯稻根益气养阴。

赤小豆汤

【组成】 薏苡仁 20 克，赤小豆 15 克，荷叶 6 克，黑大豆 30 克。

【功用】 利水消肿。

【主治】 慢性肾炎。

【用法】 加清水 1000 毫升，煮至豆极烂，食饮。

【来源】 民间。

【按】 薏苡仁、赤小豆、黑大豆利水消肿，荷叶醒脾祛湿。

黑芝麻核桃散

【组成】 黑芝麻、核桃仁各 500 克。

【功用】 温肾利水消肿。

【主治】 慢性肾炎。

【用法】 将上 2 味各捣极碎,每服 20 克,1 日 3 次,温开水送服,同时嚼咽大枣 7 枚。

【来源】 民间。

冬瓜鲤鱼汤

【组成】 冬瓜 1000 克,鲤鱼 1 条。

【功用】 利水消肿。

【主治】 慢性肾炎。

【用法】 冬瓜、鲤鱼,白水煮汤食,1 日 2 ~ 3 次。

【来源】 民间。

蚕豆衣羹

【组成】 蚕豆衣 1000 克,红糖 250 克。

【功用】 利水消肿。

【主治】 慢性肾炎。

【用法】 蚕豆衣,红糖煮成浸膏 50 毫升,装瓶存放,每服 20 毫升。

【来源】 民间。

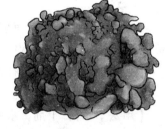

图 5-19 红糖

马齿苋酒

【组成】 鲜马齿苋 1500 克,四方拳草 60 克,酒 1000 克。

【功用】 解毒利水消肿。

【主治】 慢性肾炎。

【用法】 将药浸入酒中,3 天后启用,每次服酒 5 毫升,日服 3 次。

【来源】 广东省广州市。

白术茅根汤

【组成】 白术 60 克,鲜白茅根 120 克。

【功用】 健脾利水消肿。

【主治】 主治慢性肾炎。

【用法】 水煎服,1 日 1 剂。

【来源】 河南省郑州市。

肾病综合征

肾病综合征是一组由多种病因引起的临床症候群最基本的表现是大量尿蛋白、低血浆白蛋白、水肿、高脂血症，简称为"三高一低"，并作为肾病综合征的主要临床特征。

肾病综合征根据病因分为原发性和继发性两大类。继发性肾病综合征的原因常见的有糖尿病肾病、系统性红斑狼疮肾炎、感染、药物及微生物引起的肾病综合征。肾病综合征的病理类型常见的有微小病变性肾病、系膜增生性肾炎、膜性肾病、系膜毛细血管性肾炎及肾小球局灶节段性硬化 5 种类型，肾病综合征属于中医学"水肿"范畴。

三草汤

【组成】 益母草、鹿衔草、金钱草各 30 克，黄芪、党参、茯苓、沙苑子各 15 克，熟附子、大黄各 10 克。

【功用】 利水渗湿，补益脾肾。

【主治】 肾病综合征。

【用法】 每日 1 剂，水煎服，用 2 ~ 3 个月。

【来源】 民间。

【按】 黄芪、党参健脾益气，沙苑子、熟附子温补肾阳，茯苓、金钱草、鹿衔草利水消肿，益母草活血化瘀，大黄泻热排毒。

黄芪二金汤

【组成】 生黄芪、薏苡仁、金钱草、金银花各 30 克，白茯苓 15 ~ 30 克，麻黄 3 ~ 8 克，防风 5 ~ 10 克，生甘草 5 克。

【加减】 肾阳虚加仙灵脾、川续断、桑寄生；肾阴虚者去麻黄，加鳖甲、黄柏；水肿明显者，加茯苓皮、车前子。

【功用】 健脾补肾宣肺，活血解毒利湿。

【主治】 原发性肾病综合征。

【用法】 水煎，每日 1 剂，分 2 次服。

【来源】 民间。

【按】 方中黄芪、薏苡仁、茯苓健脾利湿；金钱草、金银花清热解毒利湿；防风、麻黄宣肺利水。诸药相伍，扶正祛邪，标本兼顾，对肾病综合征有明显的效果。

益肾汤

【组成】 冬虫夏草 0.5 克（研末冲服），黄芪、泽泻、益母草各 15 克，山茱萸、川芎各 10 克，蜈蚣 1 条。

【功用】 益肾化瘀利水。

【主治】 原发性肾病综合征。

【方解】 冬虫夏草重在补益精气；黄芪益气固表，利水消肿。药理试验表明，黄芪有利尿降压、消除肾炎性蛋白尿、提高机体免疫功能的作用。山茱萸补肝肾，涩精气，固滑脱，减少尿蛋白流失。蜈蚣善通络，攻毒去恶血，配合益母草行血消水。川芎活血行气，有利于改善肾病综合征血液高凝状态。

【用法】 每日 1 剂，水煎，分 3 次服。

【来源】 蒙木荣等，《广西中医药》，1997。

安肾汤

【组成】 生黄芪、薏苡仁、金钱草、金银花各 30 克，菟丝子、蝉蜕、鸡血藤各 10 ~ 15 克，枸杞子 15 ~ 20 克，茯苓 15 克，麻黄 3 ~ 8 克，防风 5 ~ 10 克，生甘草 5 克。

【功用】 健脾补肾宣肺，活血解毒利湿。

【主治】 原发性肾病综合征。

【方解】 方中生黄芪、白术、薏苡仁、茯苓、菟丝子、枸杞子健脾补肾利湿，金钱草、金银花清热解毒利湿，防风、麻黄、蝉蜕祛风宣肺利水，鸡血藤活血通络。

【用法】 水煎，分 2 次服，每日 1 剂。

【来源】 孙继铭，《新中医》，1994。

健肾汤

【组成】 黄芪、党参各 30 克，白术、茯苓、丹参、益母草、车前子、熟地、枸杞子各 15 克，仙茅、仙灵脾各 10 克，甘草 6 克。

【功用】 益气补肾，健脾利水。

【主治】 肾病综合征。

【用法】 水煎服，每日 1 剂。

【来源】 民间。

【按】 本方健脾益气补肾来提高机体免疫功能，通过利尿来消肿，从而达到对抗大剂量激素冲击治疗引起的白细胞下降、免疫功能低下以及水钠潴留等副作用。

图5-20 车前子

肾综汤

【组成】 黄芪、车前子各24克，当归、白芍、淫羊藿、枸杞子、桃仁、红花、怀牛膝各12克，益母草15克，西洋参、甘草各8克。

【功用】 益气健脾，温阳利水，活血化瘀。

【主治】 原发性肾病综合征。

【方解】 本方健脾益肾、活血化瘀，配小剂量地塞米松，一方面可使病情迅速缓解，一方面可减少后者的用量，有利于激素的顺利撤减，防止反跳现象。

【用法】 水煎，每日1剂，早晚2次分服。

【来源】 薛立森，《山东中医杂志》，1996。

尿路感染

尿路感染是指尿路内有大量细菌繁殖（真性细菌尿）而引起尿路某一部分的炎症。临床上，细菌尿可以用中段尿细菌定量培养法测知，病人尿内含菌量常＞105毫升。尿路感染可有或无临床症状。病人有细菌尿而无尿感的临床症状，是一种隐匿性的尿路感染；如果病人不但有细菌尿，而且还有尿路感染的临床症状，就称为有症状的尿路感染。尿路感染部位不同可分为上尿路感染和下尿路感染，前者主要为肾盂肾炎，后者为膀胱炎。肾盂肾炎又可分为急性和慢性。膀胱炎即下尿路感染，其主要表现为尿频、尿急、尿痛和血尿，尿可呈混浊，有腐败气味，膀胱区常有不适。急性肾盂肾炎常发生于生育年龄的妇女，有尿频、尿急、尿痛等膀胱激惹症状，但是腹痛以及寒战、发热、头痛、恶心、呕吐等全身症状则远较膀胱炎为多见，且常伴有血白细胞数升高和血沉加快，一般没有高血压或氮质血症。慢性肾盂肾炎常无明显的临床症状，而仅有慢性细菌尿及在尿中有少量白细胞和蛋白。但患者多有长期或反复发作的尿路感染病史，而且在漫长的病程中，可反复出现急性尿路感染的症状。在晚期可有贫血、血尿素氮升高，并逐渐出现肾衰竭症状如疲倦无力、消瘦、食欲缺乏、恶心等胃肠道症状，有些患者则可有高血压。尿路感染属于中医学"淋证"范畴。

鱼腥草汤

【组成】　鱼腥草 30 克。

【功用】　清热利尿。

【主治】　慢性膀胱炎、尿道炎。

【用法】　水煎，每日 3 次分服。

【来源】　民间。

灯心草汤

【组成】　灯心草 6 克，干柿饼 2 个，白糖适量。

【功用】　清热利尿凉血。

【主治】　尿道炎、膀胱炎、排尿不畅、血尿等症。

【用法】　水煎，加糖服。

【来源】　民间。

玉米根汤

【组成】　玉米根适量。

【功用】　清热利尿。

【主治】　膀胱炎、尿道炎。

【用法】　水煎服。

【来源】　民间。

柴胡五味汤

【组成】　柴胡 10 克，五味子 10 克，车前草 30 克，黄柏 12 克

【功用】　清热利尿消炎。

【主治】　急性尿路感染尿频、尿急、尿痛或见血尿。

【疗效】　临床用治泌尿系统感染有良效。

【用法】　水煎，每日 1 剂，分早晚 2 次服，连服 7 ~ 10 天。

【来源】　民间。

【按】 柴胡清热，车前草、黄柏清热利尿。

向日葵根汤

【组成】 向日葵根 10 克。

【功用】 通淋，消炎，止痛。

【主治】 急性尿路感染。

【用法】 水煎服。

【来源】 民间。

白菜根汁

【组成】 大白菜根适量。

【功用】 清热，利尿。

【主治】 尿道炎及小便不通等症。

【用法】 将大白菜根切片捣烂取汁，每服 1 茶匙。

【来源】 民间。

单纯性甲状腺肿

　　单纯性甲状腺肿是以缺碘为主的代偿性甲状腺肿大，分地方性和散发性两种，以女性青年多见，一般不伴有甲状腺功能异常。形态上可分为弥漫性肿大和结节性肿大两种，前者多见于青春期或早期肿大。其中以地方性甲状腺肿最为常见，多流行于山区和内陆，是一种世界性的多发病。本病的发生主要是因为人体内碘缺乏所造成，其次为青春期、妊娠期、哺乳期、绝经期身体代谢旺盛，甲状腺素需要量增加，促甲状腺素过多分泌，使甲状腺代偿性增大。尚有部分单纯性甲状腺肿的发生是由于甲状腺激素生物合成和分泌过程中某一环节障碍所造成，单纯性甲状腺肿属于中医学"瘿病"范畴。

【诊断要点】

　　1. 症状：甲状腺肿大引起的压迫症状，如呼吸困难、吞咽困难及声音嘶哑。

　　2. 体征：甲状腺呈弥漫性肿大。

　　3. 辅助检查：

（1）影像诊断：

a.甲状腺显像　单纯性甲状腺肿同位素扫描示弥漫性肿大，或放射性分布不均匀。

b.B型超声波检查　单纯性甲状腺肿B超显示甲状腺呈弥漫性肿大，伴有甲亢时可见血液供应丰富，流速增加。

（2）实验室诊断：

a.碘-131吸收率　单纯性甲状腺肿缺碘患者甲状腺摄碘-131率常高于正常，但高峰时间很少提前出现；散发性患者摄碘-131率属正常或增高。

b.T3抑制试验　单纯性甲状腺肿者T3抑制试验呈可抑制反应。

c.血清T3、T4和TSH测定　单纯性甲状腺肿时血清T3可略增高、正常或降低，T4基本正常或稍低，TSH增高或正常。

紫菜萝卜汤

【组成】　紫菜15克，萝卜250克，陈皮5克。

【功用】　软坚舒郁。

【主治】　甲状腺肿大。

【用法】　将诸料切碎，加水煮半小时，临起锅前加盐少许调味，可食可饮，日服2次。

【来源】　民间。

二菜汤

【组成】　紫菜15克，淡菜15克，瘦猪肉适量。

【功用】　散结消瘿。

【主治】　甲状腺肿大。

【用法】　紫菜清水洗净，淡菜清水浸透，与瘦肉一起入砂锅加水煨熟，吃肉饮汤，亦可佐餐食用。

【来源】　民间。

山药蓖麻仁方

【组成】　鲜山药1根，蓖麻仁3粒。

【功用】　消瘿化瘰。

【主治】　甲状腺肿大。

【用法】　山药洗涤去皮，与蓖麻仁捣烂和匀，敷于患处，每日更换 2 次。

【来源】 民间。

海味茶

【组成】 海藻、海带、紫菜、昆布、龙须菜各 20 克。

【功用】 软坚散结。

【主治】 甲状腺肿，及颈项部淋巴结肿大。

【用法】 煎汤代茶饮用。

【来源】 民间。

紫菜酒

【组成】 紫菜 100 克，白酒（60 度以上者佳）适量。

【功用】 消坚散结。

【主治】 甲状腺肿大。

【用法】 紫菜用酒浸泡 10 天，每日适量饮用。

【来源】 民间。

牡蛎海带汤

【组成】 牡蛎肉 100 克，海带 50 克。

【功用】 软坚散结。

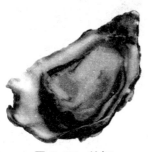

图 5-21 牡蛎

【主治】 甲状腺肿大。

【用法】 二者加水煮熟，分 2 次服食。

【来源】 民间。

青柿蜜膏

【组成】 青柿子 1000 克，好蜜适量。

【功用】 清热消肿。

【主治】 地方性甲状腺肿。

【用法】 将柿子洗净，去蒂切碎捣烂，以纱布挤压取汁，将柿子汁放于锅内煮沸，改用文火炼为稠膏，加蜂蜜一倍搅匀，煎成稠膏。停火待冷，装瓶备用，每次 1 汤匙，以沸水冲服，每日 2 次。

【来源】 民间。

海昆黄芩方

【组成】 海带、昆布、黄芩各 30 克，猪靥肉 21 个。

【功用】 软坚散结，清热化痰。

【主治】 甲状腺肿。

【用法】 猪靥肉瓦上焙干，与上药共为细末，酒糊为丸，五更时用酒送服 4.5 克，忌茶、绿豆及生冷食物。

【来源】 民间。

甲状腺功能亢进症

甲状腺功能亢进症（简称甲亢）系指由多种原因导致甲状腺功能增强，分泌甲状腺激素过多所致的临床综合征。本病女性多见，男女之比约为 1 : 4 ～ 6，各年龄组均可发病，以 20 ～ 40 岁为多。本篇重点讨论毒性弥漫性甲状腺肿，是一种伴甲状腺激素（TH）分泌增多的器官特异性自身免疫性疾病。典型表现有 TH 分泌过多所致高代谢症群甲状腺肿及眼征，本病多属于中医学"瘿病""瘿气""心悸"范畴。

【诊断要点】

1. 临床表现

（1）T3、T4 分泌过多症群：①高代谢症群：疲乏无力，怕热多汗，多食易饥，低热消瘦。②精神、神经系统：神经过敏，急躁易怒，紧张多虑，不安失眠，皮肤潮红湿热，平伸手细颤。③心血管系统：心悸、胸闷、气短。甲亢性心脏病：心动过速；第一心音亢进；心律失常，以房早、房颤多见；心脏增大乃至心衰；收缩压上升，舒张压下降，脉压增大。④消化系统：大便频或腹泻，肝功能异常。⑤其他症状：近端肌无力，眼肌麻痹，骨痛，骨质疏松，阳痿，月经不调，少数胫前黏液性水肿。

（2）甲状腺肿：甲状腺呈弥漫性对称性肿大，可触及震颤，闻及血管杂音。

（3）突眼：良性者，可无自觉症状，仅有眼裂增宽，瞬目减少，睑挛缩，闭眼不全；浸润性者，有结膜充血，畏光流泪，眼胀痛、刺痛、复视，角膜溃疡，视神经受累等。

2. 实验室检查

（1）血清 FT3、FT4，总 T3、T4 增高；TSH 降低或测不到。

（2）血促甲状腺激素释放激素（TRH）兴奋试验阴性；T3 甲状腺摄 131-碘（Ⅰ）率抑制试验不能被抑制至 50％以下。

（3）甲状腺摄 131-碘（Ⅰ）率增高，峰值前移。

（4）甲状腺刺激性抗体（SAb）阳性。

（5）基础代谢率增高。

知柏地枣方

【组成】 知母 20 克，黄柏 15 克，生地黄 30 克，酸枣仁 15 克。

【功用】 滋阴降火。

【主治】 甲亢伴有甲状腺肿大者。

【用法】 诸药水煎服，每日 1 剂，连服 2 个月。

【来源】 民间。

首乌粥

【组成】 何首乌 60 克，粳米 60 克，龙眼肉 30 克。

【功用】 养血安神。

【主治】 甲亢、瘿瘤、失眠心悸等症。

【用法】 首乌煎汤去滓取汁，入粳米龙眼肉煮粥。早晚分服，坚持食用。

【来源】 民间。

甲鱼汤

【组成】 甲鱼 1 只，调料适量。

【功用】 滋阴降火。

【主治】 甲亢阴虚火旺者。

【用法】 甲鱼去内脏，加酒、酱油、姜片等佐料，上笼蒸熟，食肉喝汤。

【来源】 民间。

生石膏知母汤

【组成】 生石膏 100 克，大黄 18 克（后下），玄明粉 12 克（研末，分冲服），知母 15 克，枳实、厚朴各 10 克。

【功用】 清热滋阴。

【主治】 甲亢。

【用法】 加水煎沸 15 分钟，滤出药液，再加水煎 20 分钟，去渣。两煎药液兑匀，每日 1 剂，2 次分服。

【来源】 民间。

白芍乌梅合剂

【组成】 白芍、乌梅、木瓜、沙参、麦门冬、石斛、扁豆、莲肉各 10 克，柴胡、桑叶、栀子各 5 克。

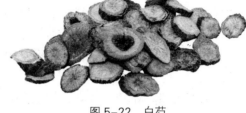

图 5-22 白芍

【功用】 滋阴降火。

【主治】 甲亢。

【用法】 水煎，每日1 剂，2 次分服。

【来源】 民间。

甲鱼壳汤

【组成】 甲鱼壳 5 克，莲子肉 20 克。

【功用】 滋阴降火。

【主治】 甲亢。

【用法】 煎一碗汤 1 次服下，一日 3 次，连用 10 天。

【来源】 民间。

芪芍汤

【组成】 黄芪、党参、麦冬、白芍、夏枯草各 15 克，生地、丹参、生牡蛎各 30 克，苏子、五味子、制香附各 10 克，白芥子 6 克。

【功用】 滋阴降火。

【主治】 轻度或中度甲亢。

【方解】 本方可促进网状内皮系统的吞噬作用，提高细胞免疫和体液免疫功能，促进蛋白质合成和能量代谢，直接抑制甲状腺素的合成。

【用法】 上方制成膏剂，每次 10 克，每日 3 次，3 个月为 1 疗程，可连续服用数疗程。

【来源】 余永谱等，《浙江中医杂志》，1980。

炙鳖甲片

【组成】 夏枯草、炙鳖甲、生牡蛎、玄参、太子参等。

【功用】 滋阴降火。

【主治】 适用于甲亢肝阳上亢、气阴两虚型患者。

【方解】 一方面减弱甲状腺激素靶器官、靶组织对甲状腺素的反应，另一方面加速对已进入血液循环的甲状腺激素的降解。且其中大部分药物具有免疫调节作用，利用此中药复方的双向免疫调节作用，重建人体免疫系统的稳定性。

【用法】 上方加工成片剂，每次 10 片，每日 3 次，1 个月为 1 疗程。

【来源】 陈梅湘等，《湖南中医学院学报》，1989。

甲状腺功能减退症

甲状腺功能减退症（简称甲减），是由多种原因引起的甲状腺激素合成、分泌或生物效应不足所致的内分泌疾病。根据起病年龄可分为三型：①呆小病（又称克汀病）；②幼年型甲减；③成年型甲减。本篇主要讨论成年型甲减。甲减属中医学"虚劳""心脾肾阳虚证"的范畴。

【诊断要点】

1. 多有甲状腺手术切除史、131-碘治疗史，抗甲亢药物过量，甲状腺肿瘤及炎症，下丘脑疾患等。

2. 临床表现：畏寒少汗，乏力嗜睡，少气懒言，动作缓慢，体温偏低，食欲减退而体重无明显减轻，性欲减退，阳痿，月经过多，表情淡漠呆滞，面色苍白，眼睑水肿，唇厚舌大，皮肤干燥粗厚，毛发脱落，踝部非凹陷性水肿，心动过缓，心音减弱。

3. 实验室检查：（1）贫血，基础代谢率降低，血胆固醇增高，低血钠，血沉增快；（2）血清总 T3、T4、FT3、FT4 降低，TSH 升高，甲状腺摄 131-碘率低平；（3）心电图示窦性心动过缓，QRS 低电压，T 波低平或倒置，心肌劳损；（4）脑电图有弥漫性异常。

制附子合剂

【组成】　制附子 6 克，党参、熟地各 15 克，黄芪、茯苓各 20 克，白术 12 克，甘草 5 克，淫羊藿、丹参各 10 克。

【加减】　阳虚甚加肉桂、鹿角胶、细辛，阳虚水泛加泽泻、薏苡仁等，水气凌心加葶苈子、泽泻等，气虚甚加太子参、五味子，瘀血甚加莪术、桃仁、红花等。

【功用】　温补肾阳，益气健脾。

【主治】　甲状腺功能减退症。

【用法】　每日 1 剂，水煎服，3 个月为 1 疗程。

【来源】　民间。

【按】　方中制附子、熟地、淫羊藿温补肾阳，党参、茯苓、白术、黄芪益气健脾。

甘草人参汤

【组成】　甘草 20 克，人参 10 克。

【功用】　补元气。

【主治】　甲状腺功能减退症。

【方解】　人参有大补元气的功效，是增强人体抵抗力的有效药物，对中枢神经系统、垂体、肾上腺皮质、性腺和甲状腺等不但有兴奋作用，且可调节和恢复其功能。

【用法】　水煎服。

【来源】　黄志馨等，《河南中医》，1991。

温肾助阳汤

【组成】　党参 10 ～ 30 克，黄芪 15 ～ 30 克，仙茅 9 克，仙灵脾 9 ～ 15 克，菟丝子、熟地各 9 ～ 12 克。

【功用】　温肾助阳，益气健脾。

【主治】　心、脾、肾阳虚型甲状腺功能减退。

【方解】　本方中党参、黄芪益气健脾；仙茅、仙灵脾、菟丝子、熟地温肾助阳。

【用法】　每日 1 剂，水煎服。

【来源】　胡熙明等，文汇出版社，1989。

附子汤

【组成】 附子 6 克，干姜 3 克，肉桂 2 克，党参 15 克，茯苓、白术各 9 克，炙甘草 4.5 克。

【功用】 温中健脾，扶阳补肾。

【主治】 脾肾阳虚型甲状腺功能减退症。

【方解】 方中附子、干姜、肉桂温阳补肾，党参、茯苓、白术温中健脾。

【用法】 水煎，每日 1 剂，分 2 次服。

【来源】 胡熙明等，文汇出版社，1989。

柴胡白芍合剂

【组成】 柴胡 6 ~ 10 克，白芍、党参、茯苓各 15 克，白术 10 克，甘草 3 克。

【功用】 健脾利湿平肝。

【主治】 肝旺脾虚型甲状腺功能减退症。

【方解】 方中柴胡、白芍疏肝平肝，党参、茯苓、白术健脾利湿。

【用法】 水煎，每日 1 剂，分 2 次服。

【来源】 胡熙明等，文汇出版社，1989。

羊藿酒

【组成】 淫羊藿 100 克，白酒 500 克。

【功用】 温补心肾。

【主治】 甲状腺功能减退症。

【用法】 将淫羊藿浸泡于白酒中，密封 7 天后服用。每日空腹饮 10 ~ 20 毫升，连服 15 天。

【来源】《常见病中医辨证食疗》。

金樱子粥

【组成】 金樱子 10 ~ 15 克，枳壳、棉花根各 30 克，粳米或糯米 50 ~ 100 克。

【功用】 温补心肾。

【主治】 甲状腺功能减退症。

【用法】 将金樱子、枳壳、棉花根洗净，一起主放入锅内，加适量水，煎取浓汁，去渣，同粳米或糯米煮粥。每日 2 次，温服，

10 天为 1 个疗程。

【来源】《常见病中医辨证食疗》。

人参附子汤

【组成】 人参 15 克，制附子 15 克，茯苓 20 克，白术 5 克，白芍 20 克，生姜 15 克，甘草 15 克，小麦 50 克，红枣 5 枚，陈皮 15 克，枳壳 15 克。

【功用】 益气温阳，健脾利水。

【主治】 甲状腺功能减退症。

【用法】 水煎服。

【来源】《实用单方验方大全》。

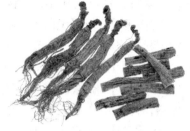

图 5-23　人参

糖尿病

糖尿病是一组由遗传和环境因素相互作用而引起的临床综合征。因胰岛素分泌绝对或相对不足以及靶组织细胞对胰岛素敏感性降低，引起糖、蛋白、脂肪、水和电解质等一系列代谢紊乱。临床以高血糖为主要标志，久病可引起多个系统损害。本病典型临床表现为多饮、多食、多尿和消瘦，属中医学"消渴""消瘅"的范畴。

【诊断要点】

1. 典型症状为"三多一少"，即多饮、多尿、多食、消瘦。Ⅰ型糖尿病多见，Ⅱ型可不典型或缺如。

2. 常伴发急慢性并发症：常见的有难治性感染（疖痈、结核、牙周炎、外阴尿道感染、肾盂肾炎等）、酮症酸中毒型（好发于Ⅰ型）、非酮症高渗性昏迷型（好发于Ⅱ型）、血管病变（冠心病、心梗、中风、下肢动脉硬化闭塞、视网膜病变、肾小球硬化症等）、神经病变（周围神经炎、腹泻或便秘、尿潴留、阳痿等）。

3. 血糖增高：空腹静脉血糖不止一次 ≥ 7.8mmol/L，或随机血糖不止一次 ≥ 11.1mmol/L。未达上述标准者可做葡萄糖耐量试验。若 2 小时血糖 ≥ 11.1mmol/L，可诊断为糖尿病；如 < 7.8mmol/L 可排除糖尿病，在 7.8mmol/L~11.1mmol/L 之间，为葡萄糖耐量异常。

4.可测血浆胰岛素释放或C-肽释放试验,以确诊Ⅰ型或Ⅱ型糖尿病。

肾气丸

【组成】 干地黄24克,山药12克,山茱萸12克,泽泻9克,茯苓9克,牡丹皮9克,桂枝9克,附子9克。

【加减】 若用于阳痿,尚需加淫羊藿、补骨脂、巴戟天等以助壮阳起痿之力。

【功用】 补肾助阳。

【主治】 糖尿病之肾阳不足证,症见腰痛脚软,身半以下常有冷感,舌淡而胖,脉虚弱,尺部沉细。

【用法】 上药研为细末,炼蜜和丸,如梧桐子大,每次以酒下15丸(6克),每日2次。

【来源】 《金匮要略》。

六味地黄丸(原名地黄丸)

【组成】 干山药12克,泽泻9克,熟地黄24克,山萸肉12克,茯苓(去皮)9克,牡丹皮9克。

【加减】 兼有脾虚气滞者,加焦白术、砂仁、陈皮等;阴虚而火旺盛者,加知母、玄参、黄柏等。

【功用】 滋阴补肾。

【主治】 糖尿病之肾阴虚证,症见腰膝酸软,头晕目眩,盗汗,遗精,骨蒸潮热,手足心热,舌红少苔,脉沉细数。

【用法】 上药为末,炼蜜为丸,如梧桐子大,空腹温水送服3丸。

【来源】 《小儿药证直诀》。

二冬汤

【组成】 天冬6克,麦冬6克,知母3克,天花粉3克,黄芩3克,荷叶3克,人参1.5克,甘草1.5克。

【功用】 益气养阴。

【主治】 气阴两虚型糖尿病患者。

【用法】 水煎服,每日1剂。

【来源】 《医学心悟》。

【按】 天冬、麦冬、人参益气养阴,知母、花粉、黄芩清热养阴，佐以荷叶醒脾。

生脉散

【组成】　人参 9 克，麦门冬 9 克，五味子 6 克。

【加减】　方中人参性味甘温，若属气阴不足，阴虚有热者，可用西洋参代替；病情急重者，全方用量宜加重。

【功用】　益气生津，敛阴止汗。

【主治】　糖尿病之气阴两虚证，症见汗多神疲，体倦乏力，咽干口渴，舌干红少苔，脉虚数。

【用法】　水煎，不拘时服。

【来源】　《医学启源》。

黄连丸

【组成】　黄连 4 克，生地黄 40 克。

【加减】　可加天花粉以酸甘化阴，加强生津止渴之功。

【功用】　养阴，清热，生津。

【主治】　糖尿病之燥热津伤证，症见倦怠乏力，渴而汗出者。若口渴引饮无度者加五味子、乌梅、石斛、麦冬。

【方解】　本方针对糖尿病燥热伤津的病机而设。方中重用生地黄滋阴清热，生津止渴，为君药；黄连善清上、中二焦躁热，泻火护津，使热退津复，为臣药。二药合用，共奏清热养阴、护津止渴之功效，方虽简要，颇中病机。

【用法】　上为末，绞生地黄取汁，渍黄连，晒干为末，炼蜜为丸，如梧桐子大，每服 20 丸，每日 3 次。亦可为散，每服 2～3 克，以酒送下，每日 3 次。

【来源】　《肘后救卒方》。

茯神汤

【组成】　茯神 10 克，竹叶（切）40 克，地骨皮 20 克，生地黄（切）20 克，石膏 20 克，葳蕤 10 克，知母 10 克，生姜 10 克，生麦门冬 15 克，瓜蒌根 20 克。

【加减】　若用于各种热病后期，阴津受伤，虚热口渴之证，则加人参、黄连以益气敛汗、生津止渴；心悸、心烦、失眠，加酸枣仁、莲子心、柏子仁以养阴安神；大便秘结，可酌情选用大黄、知母、玄参之属。

【功用】 清热养阴止渴。

【主治】 糖尿病。

【方解】 方中竹叶清热除烦，生津止渴；配地骨皮清退虚热，滋阴润燥；石膏、知母清热泻火，滋阴止渴；生地黄、麦门冬、葳蕤、瓜蒌根养阴生津，清热止渴；茯神健脾益气，宁心安神；生姜、大枣和药调中，以资化源，使中焦健运，则津液生化有源。

【用法】 以上药为散，以水1200毫升，下大枣30个，并药煮取400毫升，分4次服。

【来源】《外台秘要》。

黄芪汤

【组成】 黄芪30克，五味子20克，人参20克，麦门冬（去心，焙）20克，熟地黄（焙）10克，桑根白皮20克，枸杞10克。

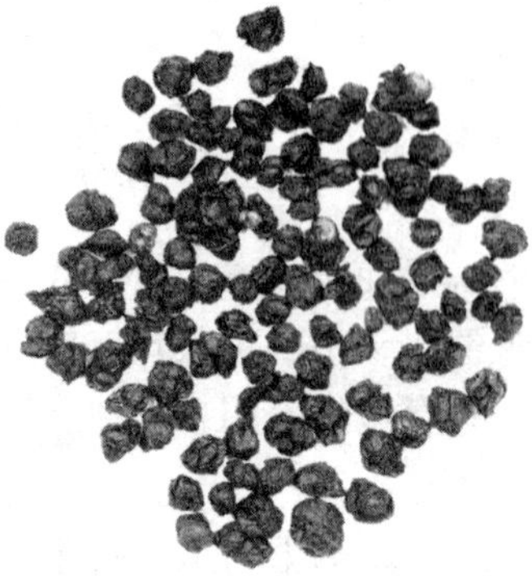

【功用】 补益肺气，滋阴清热。

【主治】 糖尿病之饮少溲多、气短乏力者。

【方解】 方中黄芪补益肺气，以助阴津和肺之功能的恢复；辅以人参、五味子益气补肺，敛阴生津；麦门冬清热养阴，生津润燥；桑白皮清泻肺热；枸杞、熟地黄滋补肝

图5-24 五味子

肾之阴，强壮肾之功能，以助阴津之根源。本方选药精当，配伍合理，方中绝大多数药物经现代研究证实皆有一定的降血糖作用。

【用法】 以水500毫升，煎取250毫升，去渣温服，每日3次。

【来源】《圣济总录》。

玉泉丸

【组成】 麦门冬（去心，晒）50克，人参50克，茯苓50克，黄芪（半生，半蜜炙）50克，乌梅肉（焙）50克，甘草50克，瓜蒌根15克，干葛根15克。

【功用】 益气，生津，止渴。

【主治】　糖尿病症见烦渴口干，尿频量多，神疲乏力，舌红少苔，脉细数。

【方解】　方中麦门冬清心润肺，养阴润燥，除烦止渴为主药；辅以乌梅肉、瓜蒌根、干葛根清热润燥，化生津液，止渴除烦，其中葛根又善健脾升阳，助脾升清；以人参、茯苓、黄芪益气健脾，生津止渴，以资化源；甘草味甘，益气健脾，和中调药，配味酸之乌梅又有酸甘化阴之力。诸药相合，益气生津，降低血糖。

【用法】　以上药为末，炼蜜为丸，如弹子大。每服1丸，温汤嚼下。

【来源】　《仁斋直指方》。

肥胖症

肥胖症是指体内脂肪堆积过多，体重增加，体重超过理想体重的20%或体重指数（BMI）> 24可认定为肥胖症。无明显病因可循者称为单纯性肥胖症，有明确病因者称为继发性肥胖症。中医学把肥胖分为膏、脂、肉三型。

【诊断要点】　（单纯性肥胖）

1.体重超过标准体重的20%，体重指数超过0.26，不伴有遗传和内分泌代谢疾病者。

2.临床常见神疲乏力，呼吸短促，畏热多汗，腹大胀满，下肢水肿等。重度肥胖可引起骨关节炎、平足、皮肤皱折处皮炎、静脉曲张、腹部疝。极度肥胖可引起肥胖换气受限综合征，特征为肺泡换气不足、瞌睡和缺氧、二氧化碳潴留等。

3.肥胖患者易并发高血压、动脉硬化、糖尿病、胆囊炎及易患感染性疾病。猝死的发生率较正常体重者亦明显增多。

4.25岁以前由于脂肪细胞数量增加所致的肥胖称为体质性肥胖；25岁以后由于脂肪细胞肥大引起的肥胖称为获得性肥胖。

轻身汤

【组成】　黄芪30克，海藻、丹参、党参、山楂、荷叶、苍术各15克，白术、柴胡、陈皮、姜黄、泽泻、决明子各10克。

【功用】　健脾利湿降脂。

【主治】 单纯性肥胖病。

【用法】 上药水煎服，每日1剂，每剂分3次服，早、中、晚饭前半小时各服1次。1个月为1疗程，以2～3个疗程为佳。

【来源】 民间。

【按】 黄芪、党参、白术、苍术健脾利湿，柴胡、陈皮理气，丹参、姜黄、山楂、大黄活血降脂。

大黄片

【组成】 大黄。

【功用】 降脂减肥。

【主治】 单纯性肥胖病伴高血黏度。

【用法】 取优质大黄，提取成片，每片相当于原生药1克。每次5～10片，每日3次，饭前半小时服用，3个月为1疗程。服药后要求每日保持2～3次大便，并据此而调整用药剂量。

【来源】 民间。

【按】 大黄有降脂的作用。

枸杞茶

【组成】 枸杞子30克。

【功用】 滋阴补肾降脂。

【主治】 适用于各型肥胖兼有腰酸腿软者。

【用法】 开水泡，当茶服，早晚各服1次。

【来源】 民间。

荷叶茯苓合剂

【组成】 荷叶12克，泽泻、茯苓、薏苡仁、防己各15克，白术12克，陈皮10克。

【功用】 健脾降脂。

【主治】 单纯性肥胖病。

【用法】 水煎2次，混合后分3次服，每日1剂，一般连续用药15～45天。

【来源】 民间。

【按】 荷叶、茯苓、薏苡仁、白术、陈皮健脾化湿降脂，泽泻降脂，防己利水退肿。

芪术汤

【组成】 防己、黄芪各 10 克，白术 6 克，甘草 3 克，生姜 4 片、大枣 2 枚。

【功用】 益气健脾降脂。

【主治】 单纯性肥胖病。

【用法】 水煎 2 次，混合后分上、下午服，每日 1 剂。

【来源】 民间。

泽泻山楂汤

【组成】 番泻叶 6 克，泽泻、山楂、草决明各 10 克。

【功用】 健脾利湿，通便消肿，降压降脂。

【主治】 适用于肥胖症兼高血压、高脂血症。

【用法】 泽泻、山楂、草决明水煎，番泻叶用开水泡，然后将 2 种药液混合，每日服 1 剂，每剂药液约 200 毫升，分早晚 2 次服，4 周为 1 疗程。

【来源】 民间。

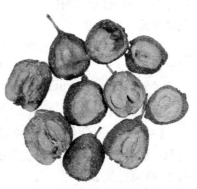

图 5-25 山楂

痛风

痛风是由于嘌呤代谢障碍、体内尿酸产生过多或排泄减少，致使尿酸在组织内蓄积引起的一组疾病，其特点为高尿酸血症、特征性急性关节炎反复发作、痛风石沉积、痛风性慢性关节炎、肾尿酸结石或痛风性肾实质病变。本病常伴有高脂血症、肥胖、糖尿病、高血压病、动脉硬化和冠心病等。痛风可分为原发性和继发性，本病发病年龄在 30 ~ 40 岁为多，男女比例为 20 : 1。

临床研究结果表明，先天因素如遗传和后天因素如饮食、生活方式等是导致血尿酸升高与痛风发生的关键，痛风属中医学"痹证"范畴。

【诊断依据】

1.有明确的痛风家族史。

2.中年以上的男性，有高嘌呤饮食习惯，身体肥胖不喜活动，尤其是伴有高血压、高血脂、糖尿病、动脉硬化或冠心病者。

3.发作性关节肿痛，尤其是足趾跖关节及手指关节肿痛（以足趾跖关节为最具特殊性），未经治疗可自行缓解，此后又反复发作而且部位固定。

4.有关节炎病史，关节周围、耳廓或其他部位皮下发现有结节；皮下结节穿刺后抽出白色牙膏样内容物，或结节自行破溃后流出者。

5.关节炎急性发作，以秋水仙碱治疗有显著效果，尤其对消除关节肿痛疗效迅速。

6.原因不明的泌尿系统结石，尤其是多发性肾结石或双侧肾结石者。

7.血尿酸检查结果升高者。

黄芪当归合剂

【组成】 川乌头、麻黄各6克，黄芪20克，炒白芍、鸡血藤、当归、生苡米、萆薢各15克，甘草9克，桂枝5克，细辛3克，土茯苓30克，生姜3片。

【功用】 祛风化湿，温经散寒。

【主治】 寒湿痹阻型。

【用法】 水煎服，每日1剂。

【来源】 民间。

【按】 川乌头、麻黄、黄芪、桂枝、细辛、生姜温阳散寒，白芍、鸡血藤、当归活血通络，苡米、萆薢、土茯苓解毒祛湿。

连翘灵仙合剂

【组成】 连翘、防己、杏仁、蚕沙、赤小豆、姜黄、秦艽各10克，滑石、海桐皮、灵仙、萆薢、泽泻各15克，山栀、半夏各6克，薏苡仁、土茯苓各30克，虎杖20克。

【功用】 清热除湿，活血通络。

【主治】 湿热痹阻型。

【用法】 水煎服，1日1剂。

【来源】 民间。

桃仁当归合剂

【组成】 桃仁、红花、当归、羌活、秦艽各 12 克，地龙、牛膝各 20 克，五灵脂、川芎、没药、香附各 9 克，生甘草、全虫、蜂房各 6 克，乌梢蛇、白芥子、僵蚕各 10 克。

【功用】 活血化瘀，化痰通络。

【主治】 痰（湿）阻血瘀型。

【用法】 水煎服，每日 1 剂。

【来源】 民间。

【按】 桃仁、红花、当归、地龙、五灵脂、川芎、没药、全虫、乌梢蛇、白芥子、僵蚕活血化瘀，羌活、秦艽、香附化痰通络。

红藤双花合剂

【组成】 红藤、生地、川牛膝、金钱草、土茯苓、金银花各 30 克，丹皮、黄柏各 10 克，虎杖、赤芍、车前子（包煎）、路路通、水牛角各 15 克，地龙 12 克，生甘草 9 克。

【功用】 清热解毒，凉血利尿。

【主治】 血热毒侵型。

【用法】 水煎服，1 日 1 剂。

【来源】 民间。

柴胡红花合剂

【组成】 柴胡 12 克，红花、枳实、木香、香附、郁金、丹皮、木瓜、夏枯草、元参各 10 克，龙胆草、黄芩、黄柏、木通、丹参、萆薢各 15 克，元胡、黄芪各 20 克。

【功用】 舒肝泄热、健脾祛湿。

【主治】 肝郁乘脾型。

【用法】 水煎服，1 日 1 剂。

【来源】 民间。

白术猪苓合剂

【组成】 萆薢、白术、川牛膝、石韦各 20 克，猪苓、滑石、桃仁各 15 克，瞿麦、车前子（包煎）、熟大黄、红花、穿山甲、当归各 10 克，桂枝 5 克，生薏米 30 克，土茯苓 50 克。

【功用】 健脾祛湿，泄浊通络。

【主治】 脾虚湿阻型。

【用法】 水煎服，1 日 1 剂。

【来源】 民间。

类风湿关节炎

类风湿性关节炎是一种以对称性多关节慢性炎症为主要表现的自身免疫性疾病，可伴有关节外的系统损害。其病理为关节的滑膜炎，当累及软骨和骨质时出现关节畸形，本病属于中医学"痹证""厉节风"范畴。

【诊断要点】

1. 症状：关节炎的特征表现有晨僵（指病变的关节在静止不动后出现较长时间的僵硬），是观察本病活动性的指标之一。关节痛伴有 3 个或 3 个以上关节肿，至少 6 周；腕、掌指、近指关节肿至少 6 周；对称性关节肿至少 6 周。

2. 体征：有皮下结节。

3. 理化检查：早期关节 X 线摄片无特殊改变，仅有关节周围软组织肿胀，以后可见骨质稀疏和关节间隙的狭窄。晚期可见两骨端关节面融合且关节腔消失，有时可见关节半脱位畸形，关节邻近骨骼骨质疏松、脱钙明显。类风湿因子阳性（滴度＞1：20）。

辣椒根猪肉羹

【组成】 瘦猪肉 100 克，辣椒根 90 克。

【功用】 强筋壮骨，散寒止痛。

【主治】 类风湿性关节炎。

【用法】 共煮汤，调味后服食。每日 1 次，连服 7～10 天。

【来源】 民间。

【按】 猪肉强筋壮骨，辣椒根温里散寒止痛。

老葱凤爪

【组成】 鸡脚 5 对，老葱头 100 克，生姜 100 克。

【功用】 祛风散寒，强筋壮骨。